AF500524

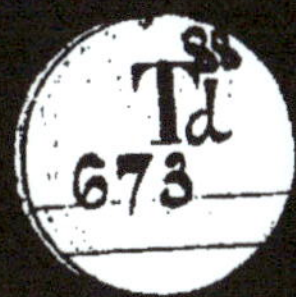
8°
Td
673

ÉTUDE CLINIQUE

SUR LE

CHAMP DE FIXATION

MONOCULAIRE

PAR

Théophile KAHN
Docteur en médecine de la Faculté de Paris.

Cinq planches hors texte

PARIS
A. DELAHAYE ET E. LECROSNIER, ÉDITEURS
Place de l'École-de-Médecine

1886

ÉTUDE CLINIQUE

SUR LE

CHAMP DE FIXATION

MONOCULAIRE

PAR

THÉOPHILE KAHN
Docteur en médecine de la Faculté de Paris.

Cinq planches hors texte

PARIS
A. DELAHAYE ET E. LECROSNIER, ÉDITEURS
Place de l'École-de-Médecine

1886

A MON CHER MAITRE

M. LE DOCTEUR LANDOLT

M. LE PROFESSEUR PANAS

ÉTUDE CLINIQUE

SUR LE

CHAMP DE FIXATION

MONOCULAIRE

INTRODUCTION

Un des chapitres les plus intéressants et à la fois les plus difficiles de l'ophtalmologie est celui qui a trait aux mouvements des yeux. L'ingénieuse investigation des Donders, de Graefe, Helmholtz, Hering, etc., a commencé à apporter dans la mensuration des troubles du mouvement une précision inconnue jusqu'alors ; l'introduction en ophtalmologie des mesures métriques, la strabométrie angulaire, qui remplace avantageusement la méthode si défectueuse des mensurations linéaires, vinrent éclairer d'un nouveau jour cette question ; il reste cependant un certain nombre de points obscurs, sujets de controverse pour les auteurs. Que de fois n'est-il pas arrivé à l'ophtalmologiste le plus familier avec cette branche particulière de son art, de se trouver, malgré des calculs minutieux, impuissant devant certains troubles musculaires fonctionels ; c'est que le calcul seul, séparé de l'expérience clinique, ne suffit pas à résoudre ces problèmes. Dans ces dernières années, notre savant maître, le Dr Landolt, a contribué au progrès de cette partie de la science ophtalmologique par de nombreux travaux. Etant attaché à sa clinique pendant quelques années, j'ai pu rassembler un grand nombre de cas, qui étaient d'au-d'autant plus instructifs que je pouvais les suivre pendant des mois; nous ne nous flattons pas d'avoir ouvert une voie nouvelle ; nos recherches, poursuivies consciencieusement auront atteint leur but si elles viennent confirmer les rares travaux antérieurs et si, chemin faisant, elles amènent quelques considérations nouvelles, propres à éclaircir les études des mouvements physiologiques et pathologiques des yeux.

Nous nous sommes donné pour tâche d'étudier ce mode d'examen qui porte le nom de champ de fixation (ou de regard) monoculaire, question laissée dans l'ombre dans les traités d'ophtalmologie.

De tout temps, on a mesuré les excursions des yeux, mais d'une façon grossière, peu en rapport avec les petits mouvements de ces organes. Helmholtz (1), Hering, (2) Volkmann (3), Schuurman (4), Hirschberg (5), de Graefe (6), Landolt (7) furent les premiers qui procédèrent avec méthode et précision à ces mensurations. La première monographie complète est celle de Schneller (8) qui parut en 1875 et où cet auteur étudiait à la fois le champ de regard monoculaire et binoculaire, en réser-

(1) Helmholtz. Ueber die normale Bewegung des Auges. *Arch. f. opht.*, 1863. Le même, *Phys. opt.*, 1867.

(2) Hering. *Arch. f. opht.*, XVIII, 2.

(3) Volkmann. Zur mechanik der Augenmuskeln Berichte der Kœnigl. Sacchs. Gesell. d. Wissenschaft. Bd. 21. 1869.

(4) Schuurmann. Vergelijkend onderzoek der beweginggen van het oog. Utrecht, 1863.

(5) Hirschberg. Ueber Blikfeldmessungen, *Arch. f. Augen und Ohr. Heilk.*, IV, 2, 1875.

(6) De Græfe. Ueber Bewegungen des Auges.

(7) Landolt. Article « Strabisme », dans le *Dict. enc. des sc. méd.* Landolt et Wecker, *Tr. compl. d'oph.*, 1880.

(8) Schneller. Studien ueber das Blickfeld, *Arch. f. oph.*, XXI, 3, 1875 et XXVIII, 2, 1882.

vant à ce dernier la plus large place. En ce qui nous concerne, nous nous sommes surtout attachés à l'étude du champ de fixation monoculaire qui comprend les divisions suivantes :

1° Le champ de fixation dans les différents états de réfraction;

2° Le champ de fixation dans les strabismes convergent et divergent ;

3° Le champ de fixation dans les paralysies ;

4° Le rapport du champ de fixation avec l'amplitude de convergence ;

5° Le champ de fixation dans les différentes opérations du strabisme.

DÉFINITION ET MÉTHODE D'EXAMEN.

Les yeux, à l'état de repos, qui correspond au minimum d'innervation de leurs muscles, ont leur lignes visuelles dirigées parallèlement dans le plan horizontal. A partir de cette position primaire, ils exécutent, dans toutes les directions, des mouvements autour d'un point fixe (centre de rotation).

Supposons l'œil placé de telle façon que son centre de rotation coïncide avec celui d'un hémisphère, sa ligne de regard se confondant avec sa ligne visuelle et l'axe optique. (Nous supposons l'angle γ égale à zéro pour plus de simplicité.) Le centre de la cornée se trouve, dans notre supposition, sur le rayon qui unit un des points de l'hémisphère au centre de rotation. Tel est le principe qui doit servir de guide dans toutes les mensurations des mouvements des yeux.

Le champ de fixation (1) ou « Champ de regard », est donc limité par les points extrêmes sur les quels la ligne visuelle (ligne de regard) peut se porter, la *tête étant immobile*.

(1) Landolt. Etude sur les mouvements des yeux, *Arch. d'oph.* (nov.-déc. 1881), « Blikfeld » (Helmholz) « Champ du regard » (traduction de l'optique physiologique, par Javal et Klein). J'y ai substitué le nom de « champ de fixation », pour le distinguer mieux du champ de la vision indirecte, etc.

Cette définition nous conduit par elle-même aux méthodes de mensuration.

Helmhoitz et Hering (1 et 2) se servirent des images consécutives développées dans l'œil sous l'influence d'un objet lumineux dans la vision directe, et qu'ils faisaient projeter par le malade sur un tableau dans les excursions maximales de l'œil. L'image rétinienne de l'objet de fixation produit une image persistante que l'œil voit partout où il dirige son regard. L'image consécutive conservant sa position par rapport au globe oculaire, la direction de sa projection indiquera toujours la direction des méridiens de l'œil. Ce mode d'examen tout subjectif présente de grands inconvénients en pratique, car il exige un degré d'intelligence et une faculté d'observation qu'on ne rencontre pas souvent; de plus, l'image consécutive s'efface rapidement et perd beaucoup de sa netteté (Landolt).

Les procédés de Donders et de Schuurman décrits (3), doivent être réservés pour les recherches de laboratoire, étant d'un emploi trop difficile en clinique. Nous avons donné la préférence pour nos recherches à la méthode du Dr Landolt, avec l'emploi de son périmètre, appareil simple et très exact, en examinant tantôt objectivement, tantôt subjectivement.

1° *Méthode subjective.* — On place l'œil à examiner de telle manière que le centre de la cornée coïncide avec le zéro périmétrique (centre). L'autre œil doit être soigneusement bandé; on présente au malade les plus petits caractères qu'il puisse encore distinguer à la distance qui sépare l'œil du centre (O) périmétrique. Afin de bien fixer la tête, on fait mordre au malade une planchette adaptée au périmètre; on promène ensuite lentement la lettre mentionnée sur l'arc du périmètre; procédant alors du centre à la périphérie (nous avons observé, en effet, que l'œil n'atteint son maximum d'excursion

(1) Helmholtz. *Phys. opt.*, 1863.
(2) Hering. Ueber das Binocularsehen.
(3) Wecker et Landolt. *Tr. d'oph.*, 1880.

que progressivement et non pas d'emblée), on fait suivre au malade la lettre mentionnée ; le point extrême où le malade distingue encore la lettre, indique la limite de l'excursion de l'œil. En effet, nous sommes sûrs que le malade fixe avec la macula (il lui est impossible de fixer ce caractère avec la partie avoisinante de la rétine), et que nous mesurons par conséquent l'excursion de la ligne visuelle (ligne de regard); la division de l'arc nous indique l'excursion en degrés. Pour avoir le champ de fixation complet, on répète l'examen dans les différents méridiens ; il suffit en pratique d'examiner les excursions dans les huit directions suivantes :

1°, en dehors; 2°, en dedans; 3°, en haut ; 4°, en bas ; 5°, en haut et en dehors (45°) ; 6°, en bas et en dehors; 7°, en haut et en dedans; 8°, en bas et en dedans.

2° *Méthode objective.* — On place le malade de la même manière; mais au lieu de faire fixer une lettre, on promène le long de l'arc une flamme de bougie que l'on fait suivre à l'œil du patient jusqu'au point extrême d'excursion. Il se produit sur la cornée une image réfléchie de la flamme. Or, la ligne visuelle passant par le centre de la cornée (qui coïncide sensiblement avec le centre pupillaire), le reflet de la flamme devra toujours être au centre de la pupille. Aussitôt que le reflet se déplace, nous sommes sûrs que l'œil ne fixe plus la flamme.

Les points ainsi obtenus par l'une ou l'autre méthode sont tracés sur les schémas qui servent à la représentation du champ visuel, et l'on obtient par leur réunion une courbe qui circonscrit le champ de fixation. Nous représentons dans la fig. n° X le champ de fixation normal : il s'étend à 50° dans toutes les directions, sauf en dedans et en bas, où il est limité par le nez. La ligne pointillée correspond à un œil atteint de strabisme convergent invétéré de l'œil gauche.

Il est évident que pour obtenir des résultats exacts, il faut avoir une certaine habitude de mensuration. Nous avons examiné chaque cas à plusieurs reprises, en comparant nos résultats avec les précédents. Entre nos malades, nous avons choisi les plus intelligents, en les éducant de notre mieux. L'examen à plusieurs reprises est d'autant plus important qu'il est très fatigant et que la fatigue diminue notablement le champ de fixation. Une cause d'erreur qu'il faut éviter est la suivante : il se peut que le malade atteigne des limites très éloignées par des oscillations successives ; il faut se garder de considérer ces points comme les limites normales, et n'admettre comme telles que celles où l'œil du malade peut se maintenir quelques secondes. En comparant les deux méthodes, nous avons trouvé qu'elles ne diffèrent pas sensiblement ; la méthode objective donne toujours une valeur plus grande ; nous avons donc contrôlé l'une par l'autre, et pris les moyennes. Il est évident que, dans les cas d'amblyopie ou d'acuité visuelle trop défectueuse, la méthode objective était la seule à notre disposition.

Les excursions des yeux en dehors et en dedans sont les plus importantes à connaître ; aussi dans la majorité des cas, nous sommes-nous contentés de ces deux mensurations. C'est dans ces deux directions, qu'à l'état physiologique se passent la plupart des mouvements des yeux, et que la déviation s'accomplit, aussi bien dans le strabisme paralytique que dans le strabisme simple ; presque toutes les opérations concernant ces déviations se pratiquent de même dans le méridien horizontal. Les paralysies musculaires font exception, car le champ de fixation nous donne des renseignements importants sur leur marche, et indirectement nous permettent de déterminer la part physiologique, que tel ou tel muscle prend dans l'ensemble des mouvements de l'œil.

Nous mettons sous les yeux du lecteur plusieurs tableaux d'observations, dans lesquelles nous avons examiné en même temps : la réfraction, l'acuité visuelle, l'amplitude de convergence, l'équilibre musculaire de de Græfe.

Champ de fixation dans les différents états de réfraction.

Donders et Schuurmann (1) ont trouvé les données suivantes pour le champ de fixation :

	Chez l'emmétrope.	Myope.	Hypermétrope.
En dedans...	45°	41°	47°
En dehors...	42°	42°	38°
En haut.....	34°		
En bas......	57°		

Volkmann a trouvé :

En dehors..................	38°
En dedans..................	42°

Hering a trouvé :

En dehors..................	43°
En dedans..................	45°
En haut....................	20°
En bas.....................	60°

Le Dr Landolt (2) nous donne les chiffres suivants :

En dehors..........	45°	En dedans..........	45°
En dehors et en bas.	47°	En haut et en dedans.	45°
En bas.............	50°	En haut...........	43°
En bas et en dedans.	38°	En haut et en dehors.	47°

Nos mensurations faites sur un grand nombre de sujets nous donnent les moyennes suivantes : dans l'emmétropie en dehors entre 55°-50° ; en dedans entre 45°-50°.

Les signes d'abréviation dans les tableaux sont les suivants : O. G. = œil gauche ; O. D. = œil droit ; E = emmetropie ; M = myopie ; Hm hypermétropie manifeste ; H = hyperm. totale ; AsH = astigmatisme hypermétropique ; Asm = astigmatisme myopique ; V = acuité visuelle ; Conv. = strabisme convergent ; Diverg. = strabisme divergent ; pc = punctum proximum de la convergence ; rc = punctum remotum de la convergence ; ac = amplitude de convergence ; am = angle métrique. Ténot. = ténotomie. Avanc. = avancement. Ch. de fix. = champ de fixation. Pr. = prisme. Equil. = équilibre musculaire.

(1) A. Græfe-Sæmisch, VI, 1, 1875, p. 11 et III, p. 233.

(2) Landolt. *Arch. d'opht.*, nov.-déc. 1881. Wecker et Landolt, Traité complet d'opht., 1880.

TABLEAU N° 1

N°s	Age.	ŒIL GAUCHE. Réfraction.	ŒIL GAUCHE. Ch. de fixation. En Dehors. En Dedans.	ŒIL DROIT. Réfraction. Acuité visuelle.	ŒIL DROIT. Champ de fixation. En Dedans. En Dehors.	Amplitude de convergence.	OBSERVATIONS.
1	13	H^m 0,5 V = 1	45° — 45°	H^m 0,5 V = 1	50° — 50°	$p^c = 11^{am}$ $r^c = -1^{am}$	Asthénopie. Equil. norm.
2	19	E V = 1	30° — 45°	» »	40° — 40°	$p^c = 4{,}5^{am}$ $r^c = -1{,}75^{am}$	Asthénopie.
3	25	M 3,5 V = 1	35° — 40°	M 3,5 V = 1	40° — 39°	$p^c = 7^{am}$ $r^c = -1^{am}$	
4	22	M 9 V = 0,5	55° — 42°	M 0 V = 0,0	45° — 52°	$p^c = 13^{am}$ $r^c = -1{,}75^{am}$	
5	»	M 4 = A^{sm} 2,5 V = 0,2	57° — 50°	M 2 V = 0,7	50° — 55°	$p^c = 10^{am}$ $r^c = -0{,}5^{am}$	
6	14	M 2,75 V = 0,9	55° — 45°	M 2,5 V = 1	45° — 55°	$p^c = 15^{am}$ $r^c = -2^{am}$	Equilibre normal.
7	22	M 1,75 V = 1	45° — 45°	M 2,5 V = 1	45° — 52°	$p^c = 3^{am}$ $r^c = -0{,}5$	Asthénopie.
8	58	M 18 V = 0,2	50° — 45°	M 18° V = 0,2	50° — 50°	$p^c = 10^{am}$	Equilibre : diplopie homon. 11° prisme.
9	25	M 3,5 V = 1	50° — 45°	M 3,5 V = 1	48° — 50°	$p^c = 12{,}5^{am}$ $r^c = -1{,}5^{am}$	Equil. : diplopie hom. 4° prisme ; pas d'asthén-
10	17	M 1,25 V = 1	50° — 45°	M 1,25 V = 1	45° — 50°	$p^c = 8^{am}$ $r^c = -0{,}75^{am}$	Equilibre normal.
11	11	M 3,5 V = 0,8	50° — 45°	M 3,5 V = 0,9	45° — 50°	$p^c = 5^{am}$ $r^c = -1{,}25^{am}$	Equil. : dipl. crois., 10° pr
12	»	M 9 A^{sm} 1 V = 0,4	57° — 50°	M 7 V = 0,4	50° — 53°	$p^c = 12{,}5^{am}$ $r^c = -1^{am}$	Pas d'asth. Equil. norm : à la fixat strab. conv.
13	»	M 1,25 V = 0,4	53° — 45°	M 1,25 V = 0,7	45° — 50°	$p^c = 11^{am}$ $r^c = -1{,}25$	Equil. : dipl. hom. 8° pr.
14	33	M 4,5 = A^sM 1,25 V = 1	50° — 45°	M 4,5 A^{sm} V = 1	45° — 50°	$p^c = 7^{am}$ $r^c = -1{,}5$	Equilibre normal.
15	24	M 20 V = 0,3	45° — 40°	M 18 V = 0,4	40° — 45°	$p^c = 18^{am}$ $r^c = -1{,}5^{am}$	Equil. : dipl. hom. 11° pr.
16	18	H^m 3,5 = 1	50° — 48°	H^m 3,5	» »	» »	
17	50	H 1,5 V = 1	52° — 43°	M 1 V = 1	45° — 41°	$p^c = 11^{am}$ $r^c = -1{,}75^{am}$	
18	22	H 1,5 V = 1	53° — 43°	H 1,25 V = 1	45° — 55°	$p^c = 7^{am}$ $r^c = -0{,}75^{am}$	Equilibre normal.
19	9	H^m 3 V = 0,2	55° — 35°	H 3,5 V = 0,4	45° — 53°	$p^c = 8^{am}$ $r^c = -1{,}25^{am}$	Op. il y a 5 ans d'une tén. du dr. int. gauche. Equil. : dipl. hom. 11° pr.
20	15	H^m 0,75 V = 1	50° — 45°	H^m 0,5 V = 1	45° — 50°	$p^c = 11^{am}$ $r^c = -1{,}75$	Asthénopie.
21	26	H 1,5 V = 1	57° — 45°	H 1 V = 1	45° — 58°	$p^c = 8$ $r^c = -0{,}5$	Asthénopie.
22	20	H^m 0,75 V = 1	55° — 40°	H^m 0,5 V = 1	40° — 55°	$a^c = 10^{am}$	Asthénopie.
23	»	E V = 1	56° — 43°	E V = 1	48° — 54°	$p^c = 10^{am}$ $r^c = -1{,}5$	Op. il y a 3 ans d'une tén. du Dr. int. dr. Equil. : normal.
24	21	H^m 1 V = 1	50° — 45°	H^m 0,5 V = 1	45° — 50°	$p^c = 8^{am}$ $r^c = -1{,}25$	Asthénopie.
25	37	V = 1	58° — 50°	V = 1	48° — 55°	$p^c = 8^{am}$ $r^c = -1{,}5$	Equil. : dipl. hom. 5° pr
26	14	H^m 1 V = 0,8	45° — 50°	H^m 1 V = 1	50° — 45°	$p^c = 9$ $r^c = -1{,}5$	Equil. : dipl. hom. 8° pr.
27	22	H 0,75 V = 1	52° — 48°	M 2,25 V = 1	43° — 50°	»	
28	34	H 7 V = 0,2	50° — 25°	H 2 V = 1	45° — 45°	»	Op. pour strab. conv. de l'œil gauche.
29	26	» »	35° — 40°	» »	40° — 29°	$p^c = 4^{am}$ $r^c = +0{,}5^{am}$	
30	15	H 1,5 = A^sH 3,5 V = 0,6	54° — 45°	H 5 V = 0,2	35° — 45°		A la fix. strab. conv. 15°.
31	23	M 2 ⌒ A^{sm} 1 V = 0,7	58° — 48°	E V = 1	45° — 55°		G. strab. div. dat. de l'enf.

TABLEAU N° 2

N°s	Age.	Strabisme.	Œil gauche. Réfraction. Acuité visuelle.	Œil gauche. Ch. de fixation. En dehors. — En dedans.	Œil droit. Acuité visuelle. Réfraction.	Œil droit. Ch. de fixation. En dedans — En dehors.	Observations.
32	14	D. conv. 30°	H 1,5 V = 0,7	40° — 45°	H 1,5 = V 0,2	38° — 35°	
33	26	G. conv. 53°	H 3.5 V = 0,7	25° — 50°	H 3,5 V = 0,1	50° — 25°	Angle $\gamma = +7°$.
34	12	G. conv. 16°	H^m 2,5 V = 0,2	50° — 55°	H^m 2,5 V = 1	55° — 50°	Angle $\gamma = +2°$. Le strab. date de l'enfance.
35	8	G. conv. 31°	H 4,5 V = 0,3	42° — 45°	H 4,5 V = 0,3	45° — 45°	
36	7	D. conv. 29°	H^m 2 V = 0,6	50° — 43°	H^m 2 V = 0,1	40° — 39°	Strab. survenu après que l'œil était bandé, 3 sem
37	55	G. conv. 15°	V = doigt 4m	40° — 40°	A'H 1 V = 0,4	45° — 30°	
38	50	D. conv. 12°	M 0,5 = 0,9	45° — 45°	M 0,5 V = 0,7	45° — 40°	Depuis l'âge de 4 ans.
39	9	G. conv. 43°	A'H 0,75 V = 1	42° — 45°	V = doigts 1m	» »	Angle $\gamma = +3°$.
40	»	D. conv. 22°	V = 1	50° — 40°	V = 0,1	48° — 52°	
41	9	Conv. altern. 26°	H 3 V = 1	» »	H 3 V = 1	45° — 52°	Angle $\gamma = +5°$; strab. depuis l'âge de 5 ans.
42	»	Conv. 22°	H 4,5 V = 0,7	55° — 48°	H 4,5 V = 0,4	48° — 55°	
43	33	Conv. 27°	V = 1	51° — 50°	V = 1	51° — 45°	Strab. dep. l'âge de 4 ans.
44	9	Conv. altern. 25°	H 4,5 V = 0,7	55° — 45°	H 1 V = 0,7	» »	
45	5	G. conv. 20°	H 4 V = 0,9	50° — 45°	H 4,5 V = 0,8	45° — 45°	
46	11	D. conv. 15°	H 0,25 V = 1	45° — 40°	H 3 V = 0,06	40° — 40°	Depuis la naissance.
47	11 1/2	D. conv. 45°	H^m 1 V = 0,4	40° — 55°	H 3 V = doigts	55° — 40°	Dep. l'âge de 15 jours.
48	13	Conv. alt. 20°	H 2 V = 0,9	45° — 50°	H 2 V = 0,8	50° — 45°	
49	»	G. conv. 13°	M 2 V = 1	37° — 47°	M 1,25 V = 1	45° — 46°	p^c = 10,5 cm.
50	16	Conv. alt. 40°	H^m 5.5 V = 0,5	53° — 45°	H^m 5,5 V = 0,4	» »	Angle $\gamma = +12°$.
51	25	D. Conv. 25°	H^m 2.5 V = 0,6	» »	H^m 0,5	45° — 25°	Depuis l'âge de 4 ans.
52	22	G. conv. 30°	H 3,5 V = 0,1	40° — 50°	H 5 V = 0,2	48° — 55°	Angle $\gamma = +10°$. Angle $\gamma = +5°$;
53	23	D. conv. 37°	A'H 1 V = 1	45° — 60°	V = doigts 1m	60° — 25°	Depuis l'enfance.
54	20	D. conv. 30°	H^m 1,75 V = 1	50° — 45°	H^m 1,75 V = 0,3	45° — 45°	Depuis l'âge de 5 ans.
55	40	G. diverg. 8°	H^m 4 V = 0,8	62° — 10°	H^m 4 V = 0.0	47° — 30°	Op. il y a 5 ans d'une tén. dr. int.; pas de vis. bin.
56	23	G. div. 28°	M2=A'm2,5 V=0,7	58° — 48°	E V = 1	45° — 55°	Depuis l'enfance.
57	27	G. div. 16°	M 2,5 V = 0,7	45° — 45°	M 2.5 V = 0,7	45° — 50°	Vision monocul. p^s 4 ans.
58	26	D. div. 15°	M 10 V = 1	52° — 35°	M 15, V = 0,1	» »	
59	30	D. div. 6°	A'H 2 V = 0,5	48° — 54°	V = 0,4	52° — 53°	Asthénopie.
60	30	D. div. 45°	M 1,5 V = 0,8	30° — 12°	M 12 V = 0,1	35° — 50°	
61	»	G. div. 27°	M 2 V = 0.4	60° — 45°	M^m 0,5 V = 1	45° — 52°	
62	»	D. div. 5°	M 2,25 V = 1	40° — 50°	M 2,75 V = 1	50° — 40°	P^c = 1cm.
63	37	Div. 11°	E V = 1	48° — 45°	E V = 1	43° — 50°	A^c = 7,5cm; 1 $\gamma = +8°$.
64	17	G. div. 16°	M 2 V = 0,7	45° — 45°	M 2,5 V = 0,7	45° — 50°	Asthénopie.
65	12	D. div. 12°	M 11 V = 0,3	55° — 45°	M 12 V = 0,3	47° — 55°	Pas de diplopie.

Dans l'hypermétropie, nous trouvons la moyenne suivante : en dehors 53°, en dedans 51°. Dans la myopie en dehors 46°, en dedans 45°. Il faut bien remarquer que ce calcul de moyenne n'a toute sa valeur que si l'on prend en considération les autres conditions physiologiques et pathologiques, l'amplitude de convergence, la grandeur de l'angle γ (qui peut être une cause d'erreur importante dans les mensurations angulaires). Un coup d'œil général jeté sur le tableau comparatif nous montre que, dans la myopie, le champ de fixation reste au-dessous de la normale, soit en totalité, soit surtout en dedans. Cette limitation, s'explique par l'allongement du globe oculaire, et consécutivement, par la résistance que trouvent les muscles dans l'accomplissement de leurs mouvements (Donders) (1).

Dans l'observation n° 58, l'examen a été pris six semaines après une opération sur l'œil droit ; ce dernier n'entre donc pas en considération, car il a subi des changements importants. L'œil gauche présente d'une façon évidente un champ de fixation limité en dedans de 10° par le fait de sa myopie (10 D). Et dans les observations 2 et 3, dont les champs de fixation sont aussi limités, l'amplitude de convergence est en même temps au-dessous de l'état normal.

Dans le n° 17, nous avons un cas d'anisométropie

G. H, 1,5 V = 1. D. M 1 V = 1.

				O. G.	O. D.
$p^c = 11^{cm}$	champ de fixation		dehors....	52°	44°
$r^c = -1{,}75$	—	—	dedans....	43°	45°

Dans le cas présent, la convergence est normale ; il en est de même de l'acuité visuelle. La limitation du champ de fixation de l'œil droit paraît nettement avoir pour cause la myopie (et l'allongement du globe).

De même dans le cas n° 15, avec une myopie 20 D. sur des yeux

(1) Landolt. Article « Strabisme ». Dict. encyclop. des sc. méd.

où l'amplitude de convergence est normale, le champ de fixation est limité.

Et l'observation suivante :

G. E. V = 1. D. M 2,25 V = 1. champ de fixation :

	G.	D.
En dehors...............	52°	50°
En dedans..............	48°	43°

Enfin le n° 60 nous présente un œil droit myope de 12 D. et un champ de fixation :

En dehors..................	50°
En dedans..................	35°

Dans l'hypermétropie, le champ de fixation est plus étendu (excepté dans celle de haut degré) que chez les emmétropes. Ceci s'explique par la petitesse du globe et par suite de la moindre résistance au mouvement des muscles. L'unité de rotation d'une sphère étant en raison inverse de son rayon, l'œil hypermétrope (plus petit) fera de plus grandes excursions que l'œil emmétrope ou myope ; le muscle joue le rôle d'une tangente, faisant tourner le globe autour de son centre. Un fait qu'on observe souvent chez les hypermétropes, c'est que l'excursion en dedans est plus étendue qu'en dehors.

Nous reviendrons sur cette question lorsque nous traiterons du strabisme convergent.

Il est intéressant maintenant de considérer les rapports qui existent entre le champ de fixation et l'amplitude de convergence. Cette dernière est-elle subordonnée au pouvoir excursif des muscles, ou en est-elle indépendante ? Il suffit de jeter un coup d'œil sur toutes nos observations pour voir qu'un champ de fixation tout à fait normal correspond à une amplitude de convergence minime souvent même à une insuffisance d'un des muscles. Analysons les cas les plus saillants. Dans le n° 62, avec un champ de fixation presque normal, la convergence ne dépasse pas 1^{am} ; après avoir subi même plusieurs opérations (ténotomie, avancement), le champ de fixation n'a pas subi de changement sensible, tandis que la convergence a notablement augmenté. Dans les cas n°s 2, 3, etc., l'excursion est très limitée en dehors (39°-40°) et pourtant le punctum remotum de la convergence (— 1,75^{am}) atteint presque son maximum, c'est-à-dire que les contractions simultanées des droits externes sont maximales.

D'autre part dans les n°s 7, 8, 10, 11, 14 avec un champ de fixation normal, il existe une grande limitation de la convergence.

Par contre, dans d'autres cas avec un rétrécissement notable du champ de fixation, nous trouvons une convergence suffisante. Seulement dans deux cas n°s 2 et 29, il paraît exister un rapport intime entre l'affaiblissement de la convergence et la limitation du champ de fixation. Il ressort de ces observations que le champ de fixation n'est pas dans un rapport constant avec l'amplitude de convergence ; que l'intégrité du premier n'est pas une condition essentielle à l'accomplissement de la vision binoculaire.

Il faut bien remarquer, en effet, que le champ de fixation donne seulement la mesure de la force d'un muscle par rapport à l'appareil musculaire tout entier, sans nous indiquer quelle part elle prend à l'accomplissement des mouvements coordonnés de l'œil.

Quelle que soit, du reste, son importance, on ne saurait en déduire des considérations exactes sur les fonctions si délicates qui, exigeant une coordination parfaite de l'appareil musculaire, sont avant tout sous la dépendance du *système nerveux.*

Il reste donc établi que le champ de fixation nous montre la tonicité physiologique et pathologique des muscles de l'œil, plus ou moins modifiée d'ailleurs par l'action des antagonistes ; il va sans dire que, rigoureusement parlant, ils n'existe pas un antagonisme mathématique entre les trois paires de muscles de l'œil (1). Nous savons que les axes de chaque paire ne coïncident pas tout à fait, et que, par conséquent, les mouvements de rotation s'effectuent autour d'un axe intermédiaire.

Ce n'est pas telle ou telle paire musculaire qui préside à un mouvement donné, mais chacun des muscles y prête son concours. Même dans la position primaire, alors que les yeux sont dirigés parallèlement à l'infini, tous les muscles sont en activité ; on peut s'en convaincre par la divergence ou la convergence (à l'état de repos) qui se produisent dans le sommeil ou dans la narcose, où la coordination est abolie, tandis que la tonicité musculaire seule persiste ; une preuve de plus est la fatigue que nous éprouvons après un certain temps de regard au loin (2).

Nous allons bientôt nous convaincre de l'importance de ces considérations, en ce qui concerne le strabisme et les opérations pratiquées sur les muscles.

Champ de fixation dans le strabisme non paralytique. — L'étude du tableau n° II ci-contre nous permet de distinguer plusieurs séries ; parlons d'abord du strabisme convergent. Dans la première série nous remarquons : 1° que l'excursion en dedans se rapproche beaucoup de la normale, par contre l'excursion en dehors est partout limitée et souvent à un degré très notable ; 2° que d'autre part le champ de fixation de l'œil non dévié semble être aussi un peu rétréci des deux côtés ; dans un autre série de cas, nous observons un champ de fixation, soit tout à fait normal, soit plus étendu en dedans.

D'ailleurs, c'est un fait constaté depuis longtemps, que, dans le strabisme convergent, l'excursion en dehors est relative-

(1) Graefe und Sæmisch, VI, 1, 1875, p. 3 et suiv.
(2) Lire page 21 à ce sujet.

ment diminuée (1). Tout en surpassant la limite d'excursion en dedans, le champ de fixation a l'amplitude normale, il a seulement subi un déplacement en dedans. Avant d'entrer dans une interprétation de nos observations, il n'est pas sans intérêt de rechercher si le champ de fixation peut nous permettre d'expliquer la cause du strabisme. Le rétrécissement en dehors prouve-t-il une insuffisance des droits externes? cette insuffisance elle-même est-elle primitive, comme l'admettent beaucoup d'auteurs qui se sont occupés de cette question? ou est-elle secondaire, due à la traction continue que subit le muscle, grâce à une « tonicité moyenne exagérée » (2), à laquelle de Græfe fait jouer le rôle principal dans le strabisme non paralytique? L'origine congénitale semble être surtout prouvée (3) par le rétrécissement du champ de fixation, qui, dans tous les cas de strabisme unilatéral, s'observe aussi bien sur l'œil non devié que sur l'œil qui a subi la déviation. L'insuffisance primitive paraît être de plus établie par ce fait que le strabisme date de l'enfance, et que le rétrécissement du champ de fixation coïncide avec des yeux très mal developpés, souvent affectés d'une hypermétropie de haut degré, compliquée d'une acuité visuelle très minime. Parmi nos observations, nous en avons quelques-unes relatives à de jeunes sujets ne dépassant pas la onzième année, dans lesquels il est prouvé que le strabisme date de leur première enfance; nous observons chez eux une excursion plus élevée en dedans qu'en dehors, combinée avec un strabisme convergent plus ou moins fort.

L'assertion de Stilling (4), que le strabisme serait un degré exagéré de la position de l'œil au repos, pourrait donc être justifiée par nos observations, aussi bien que par ses expériences.

(1) Græfe et Sœmisch. *Motilitaets Stoerungen*, 1875.

(2) Ibidem.

(3) Schneller. *Arch. f. opht.* 1875, IV.

(4) Stilling. Ueber Entstehen des Schielens, *Arch. f. opht.*, Knapp et Schweiger, 1885.

Il soutient notamment que chez la plupart des hypermétropes, dans l'état de repos, l'œil est en convergence, que chez le myope il est en divergence et très rarement en parallélisme ; il pense que dans la lutte perpétuelle entre la tendance à la vision binoculaire et l'état de repos, c'est la première qui a la prépondérance, que c'est la raison principale qui empêche tout homme d'être affecté de strabisme, de telle sorte que toutes les causes qui gênent la vision binoculaire (amblyopie, atrophie des nerfs optiques, taie cornéenne, etc.) font loucher les malades et justement dans la direction où l'œil se trouve dans leur état de repos. Sans être trop *exclusif* dans une question si compliquée, il faut remarquer que l'augmentation du champ de fixation en dehors chez tous les myopes plaide en faveur de l'idée séduisante de Stilling, d'autant plus que la force agissante et simultanée des deux droits externes (que Stilling désigne par le degré du prisme et nous par l'angle métrique) est augmentée chez presque tous les myopes. Je me demande seulement si Stilling a pris en considération (en déterminant l'état de repos de l'œil par le mot « en convergence ou en divergence) » la grandeur de l'angle *gamma* (1). En négligeant cette valeur, il pourrait bien trouver une divergence dans le cas où l'angle γ positif était exagéré, ou une *convergence* d'un œil qui a un angle γ négatif exagéré. Dans ces deux cas, les lignes visuelles (de regard) sont parfaitement dirigées sur le point de fixation et la déviation qu'on observe est seulement *apparente*.

D'autre part, à cet affaiblissement congénital des muscles dans le strabisme convergent, vient encore s'ajouter la traction continue du droit interne mieux développé, influence qui amène probablement à la longue un changement dans sa struc-

(1) L'angle γ est formé par la ligne de regard (ligne visuelle) et l'axe optique de l'œil. Il est positif (+) lorsque l'axe optique se trouve en dehors de la ligne de regard, est négatif lorsque l'axe optique est en dedans de la ligne de regard (Landolt). Le plus souvent il est positif et varie de 2° à 12°.

ture organique. Quelle est la nature intime de cette dernière? Aucune (1) recherche anatomique ne nous permet de nous prononcer sur ce point; mais elle peut être constatée par l'étude du champ de fixation.

Plusieurs observations nous démontrent que, chez les sujets, atteints de strabisme convergent, le champ de fixation de l'œil devié étant rétréci, celui de l'autre œil est tout à fait normal; ce sont les cas ou l'acuité visuelle est très affaiblie; elle ne dépasse pas 0,1; le plus souvent le malade compte seulement les doigts. La vision se faisant par un œil, l'autre le suit par des mouvements synergiques, mais n'étant pas employés à fixer, les muscles de ce dernier restent dans un état de tonicité également distribuée sur tous et le champ de fixation reste longtemps sans modification.

En ce qui concerne le strabisme divergent, le nombre restreint de nos observations ne nous permet pas de poser une règle fixe. Les cas relatés dans le tableau ont surtout un intérêt au point de vue de la thérapeutique chirurgicale; presque dans tous ces cas, nous observons que le champ de fixation reste au-dessous de la normale, considéré dans son ensemble; mais, si d'une part il a subi un rétrécissement en dedans, il franchit en dehors les limites normales. Schulck (2) avait trouvé dans 27 cas une limitation du champ de fixation en dehors. Les conclusions de cet auteur furent combattues par de Græfe (3), qui objecta que la méthode employée manquait de précision (il s'agissait en effet de la mensuration linéaire sur laquelle nous nous sommes expliqué plus haut); nos résultats viennent, au contraire, plaider en faveur de l'opinion de de Græfe sur l'exagération de la tonicité moyenne des muscles droits dans l'étiologie du strabisme.

(1) Græfe-Sæmisch, VI, 1875.

(2) Schulek. Symptom. u. Etiologie des Strab. diverg. *Zehenders Klin. Mon.* 1871.

(3) Græfe-Sæmisch. Motilitætstœrungen, 1875.

La différence entre l'excursion en dehors et celle en dedans varie de 0° jusqu'à 20°. Il y a évidemment partout un affaiblissement prononcé des droits internes, développé, comme les observations le montrent, sous l'influence de différentes causes.

Parmi les principales citons la myopie de degré moyen ou élevé, comme c'est généralement admis (1), ainsi que la diminution de l'angle γ positif ou même négatif, qui nécessite un effort des droits internes employé à rapprocher la ligne de regard de la ligne visuelle. Il est facile de comprendre que dès que la résistance des droits internes est abolie ou seulement diminuée, une faible contracture de son antagoniste (le droit externe) suffit pour augmenter l'excursion en dehors.

Il est de règle que dans le strabisme divergent on observe une limitation concentrique du champ de fixation. Si l'on considère que, dans la plupart des cas de strabisme divergent, les yeux sont plus ou moins myopes, on rapportera avec raison l'origine de ce rétrécissement à l'état de la réfraction ; ce dernier s'accompagne, en effet, d'un allongement des globes oculaires qui augmente la résistance à l'action musculaire. En effet, l'œil (surtout dans les hauts degrés de myopie) prend une forme ellipsoïdale ; or, les rotations autour des petits axes sont plus ou moins restreintes (suivant Donders).

Une seconde question sollicite maintenant notre attention : y a-t-il un rapport entre le degré de déviation du strabisme et le champ de fixation? L'étude comparative des cas relatés de notre tableau montre qu'il n'y a aucune relation constante entre le strabisme et l'excursion des yeux. Tantôt une déviation minime coïncide avec un champ de fixation considérablement rétréci, tantôt au contraire un champ de fixation tout à fait normal correspond à un strabisme de haut degré.

(1) Landolt. « Strabisme », p. 226, Dict. encyclop. des sc. méd.

Nous ne saurions nous en étonner en prenant en considération le grand nombre de causes qui concourent à la production du strabisme et pour ne parler que de la plus importante, rappelons celle que Donders fait jouer à l'hypermétropie qui, d'après cet auteur, produit un strabisme actif dû à une convergence exagérée synergique à l'accommodation, etc. (1).

Champ de fixation dans les paralysies des muscles.

Jusqu'ici nous n'avons pas encore mentionné la champ de fixation binoculaire. Nous sommes tout naturellement conduit à l'étude de ce dernier, car, dans les paralysies, l'examen de la diplopie occupe le premier plan ; or, déterminer cette dernière, c'est prendre en même temps le champ de fixation binoculaire qui comprend tous les points de l'espace que les deux yeux peuvent fixer simultanément, la *tête étant immobile* (Landolt). Dans nos examens des paralysies, nous nous sommes servi de la méthode subjective du Dr Landolt (1). Après avoir procédé d'abord à l'examen clinique des paralysies musculaires, déterminé la déviation secondaire, la fausse projection, etc., nous avons spécialement mesuré la diplopie, qui est le point le plus important du diagnostic et nous révèle avec précision quels sont les muscles affectés. Le champ de fixation monoculaire est venu ensuite couronner l'observation en montrant du doigt la part que chaque muscle prend dans la paralysie (3).

Nous croyons utile de rappeler, chemin faisant, qu'une paralysie même totale du muscle ne devrait pas être considérée comme identique à une section de muscle (ténotomie). Dans la paralysie, le muscle a perdu sa motilité, mais l'élasticité n'est pas atteinte, de telle sorte que l'antagoniste trouvant

(1) Landolt. Anomalies de la réfraction et de l'accommodation (Traité Wecker-Landolt, 1883).

(2) Pour ne pas nous écarter de notre sujet, nous renvoyons à la description détaillée de ce procédé.

(3) Wecker et Landolt. *Traité complet d'opht.*, 1880, p. 918 et suiv.

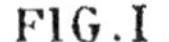

FIG. I.

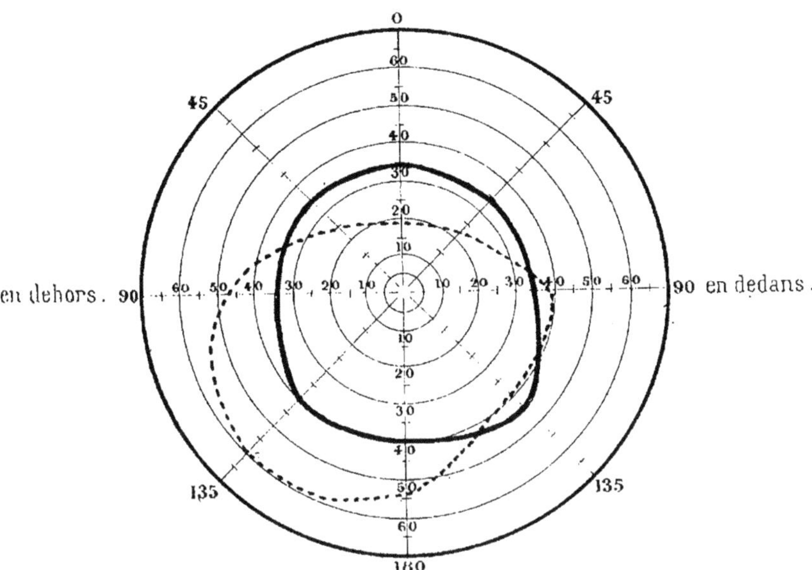

Œil gauche. — Parésie du oculo-moteur commun.

———— Champ de fixation du 8/v.

- - - - - - - — 29/ix.

FIG. II.

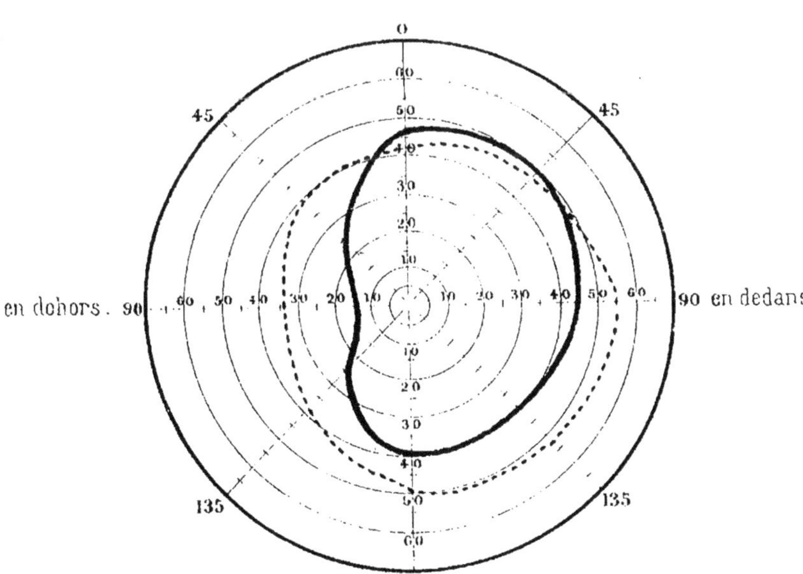

Œil gauche. — Paralysie du droit externe.

———— Champ de fixation du 26/II

- - - - - - - — 17/v.

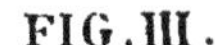

FIG. III.

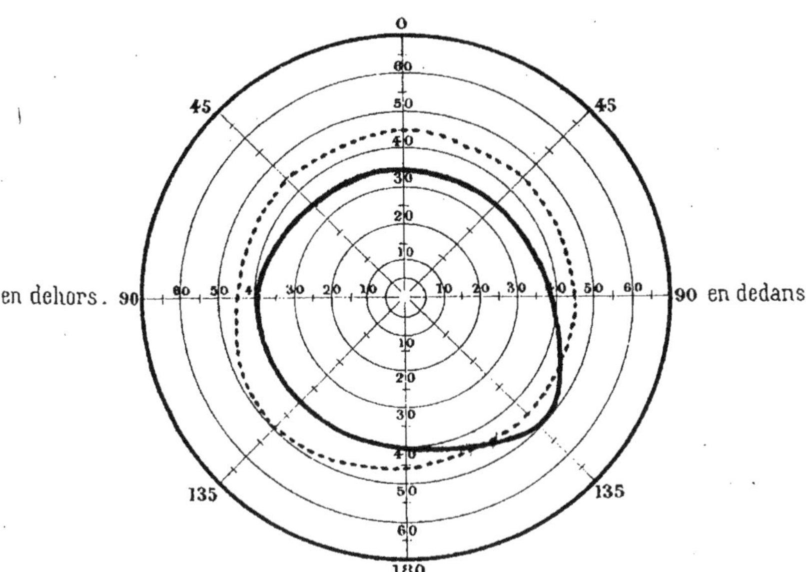

--------- Champ de fixation de l'œil droit (normal).

———— — de l'œil gauche (parésie du oculo-moteur commun).

FIG. IV.

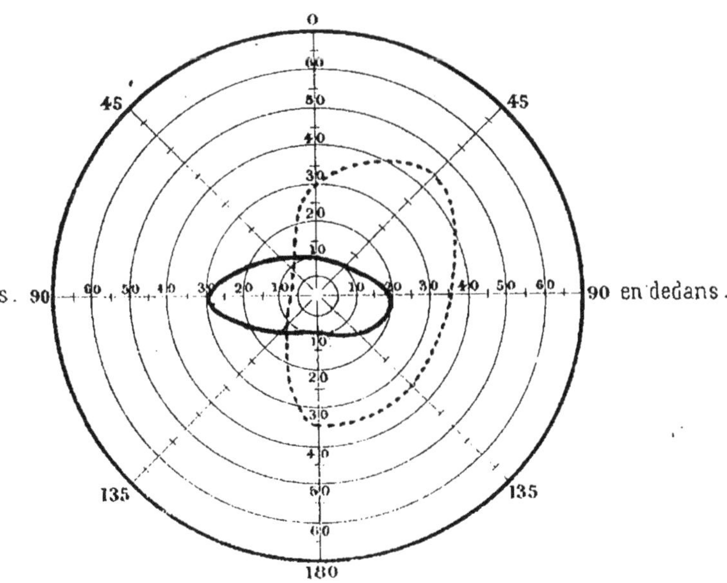

Œil gauche. — Paralysie du oculo-moteur commun.

———— Champ de fixation avant l'opération.

--------- — après l'opération.

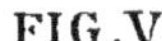

FIG. V

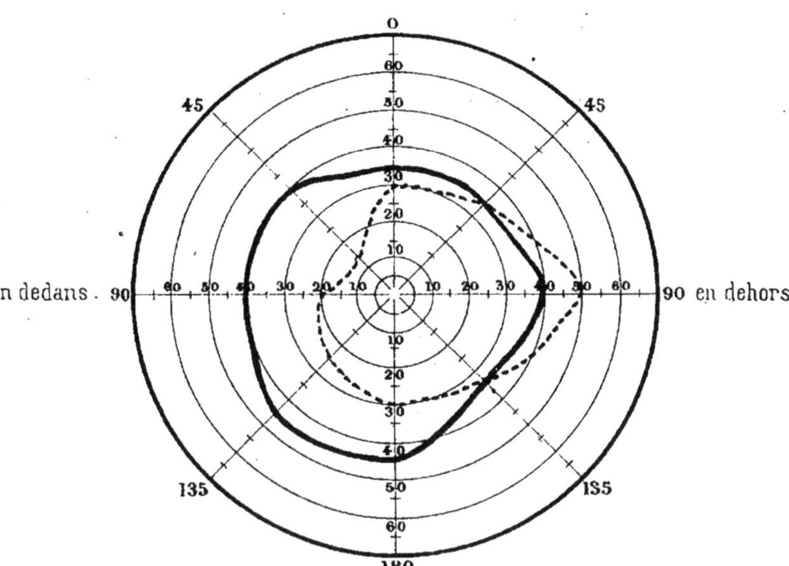

Œil droit. — Paralysie du oculo-moteur commun.

——— Champ de fixation du 4/III.
- - - - - — 12/III.

FIG. VI.

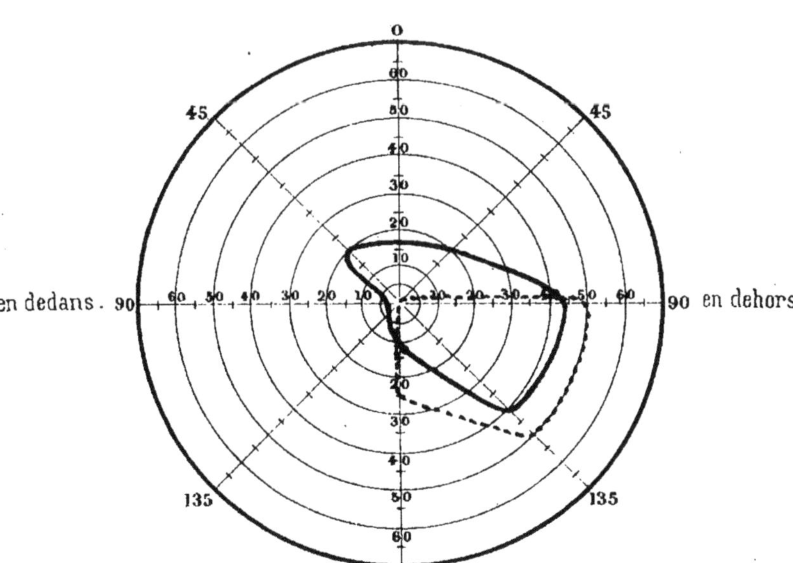

Œil droit. — Paralysie du oculo-moteur commun.

——— Champ de fixation du 16/III.
- - - - - — 20/III.

FIG. VII.

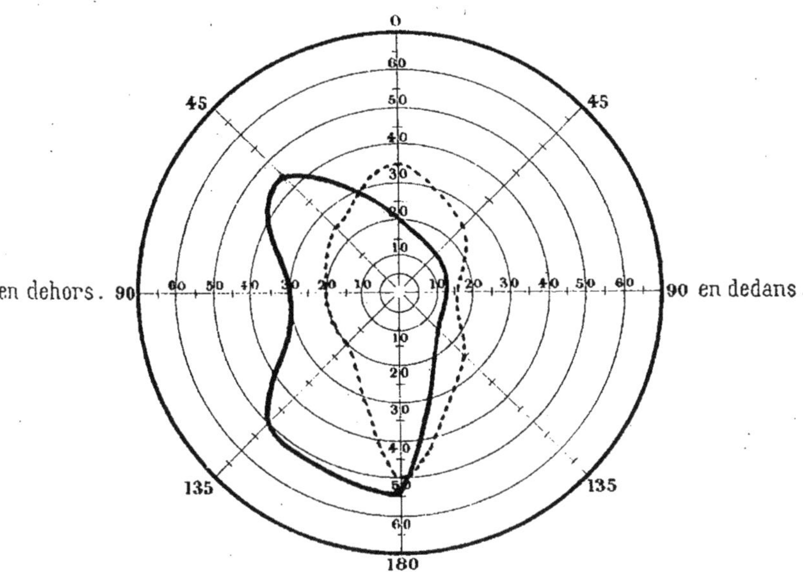

Œil gauche.——Avant l'opération, 1/II.

----- Après une tenot. du droit externe et avancement du droit interne, 29/III.

FIG. VIII.

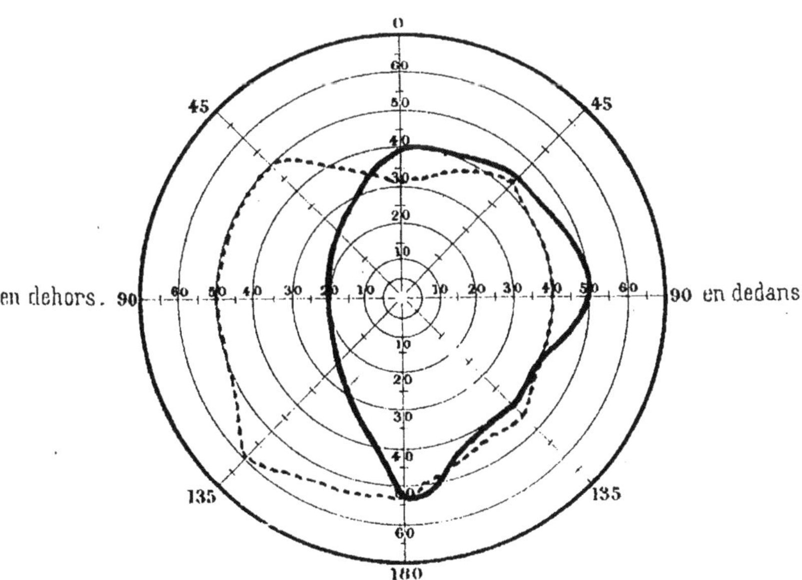

——— Œil gauche. — Parésie du droit externe.

------ Œil droit. — Normal.

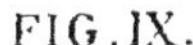

FIG. IX.

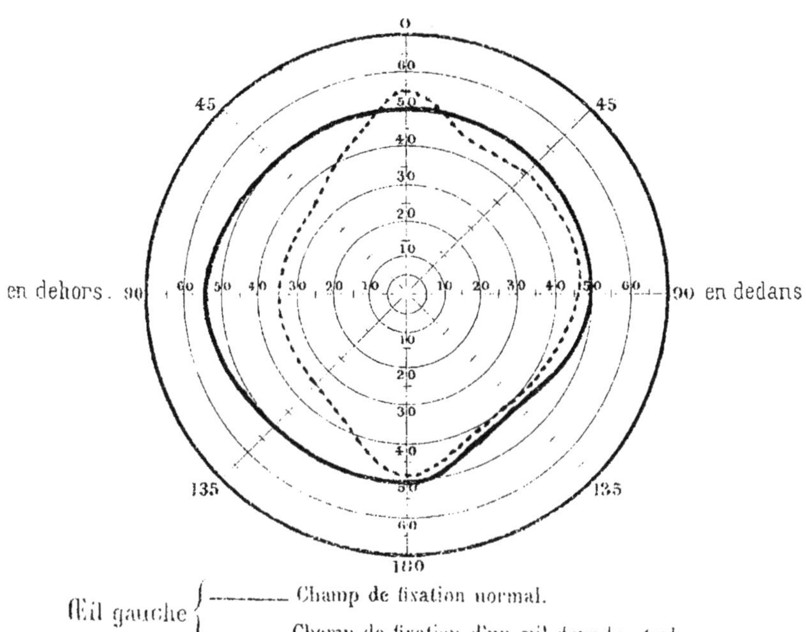

Œil gauche { ———— Champ de fixation normal.
{ .... Champ de fixation d'un œil dans le strab. conv. invétéré.

FIG. X.

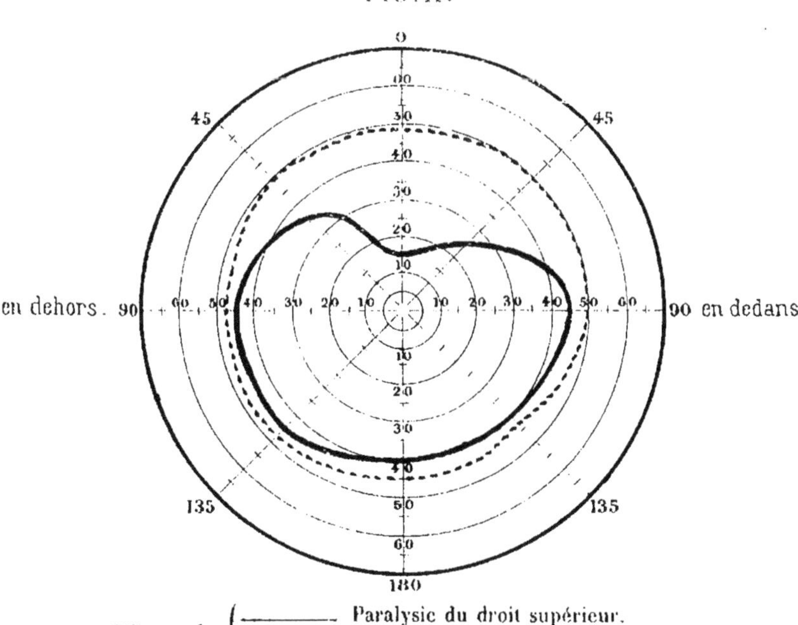

Œil gauche { ———— Paralysie du droit supérieur.
{ .... Parésie du grand oblique.

encore une résistance, cette élasticité tend encore à ramener l'œil plus ou moins dans la position primitive, tandis qu'après la section du tendon, le muscle a perdu sa résistance élastique.

Avant d'entrer dans le détail des cas pathologiques, rappelons brièvement quels sont ces mouvements physiologiques des yeux et la part que les muscles prennent à leur accomplissement.

Le méridien vertical est pris comme point de départ du mouvement de l'œil.

1) Le mouvement en dedans se produit par le droit interne, le mouvement en dehors par le droit externe; dans ces deux mouvements le méridien vertical ne subit pas d'inclinaison.

2) Le regard en haut est accompli par le concours du droit supérieur et de l'oblique inférieur; le premier incline l'œil (en haut et en dedans) le second redresse le méridien incliné par le premier.

3) Dans le regard en bas, l'inclinaison du méridien vertical produite par le grand oblique (en bas et en dehors) se corrige par l'action du droit inférieur dans ces deux positions, le méridien vertical ne subit par d'inclinaison.

4) Dans le regard en haut et en dehors, le méridien vertical est incliné en dehors; trois muscles y concourent; ce sont: le droit supérieur, le petit oblique et le droit externe; dans l'abduction, c'est le petit oblique qui détermine l'inclinaison du méridien vertical.

5) Le regard en bas et en dehors relève de l'action du droit externe, du droit inférieur et du grand oblique (supérieur); c'est ce dernier qui détermine l'inclinaison du méridien vertical dont la partie inférieure est inclinée en dehors.

6) Le regard en bas et en dedans s'accomplit à la fois par le droit interne, le droit inférieur et le grand oblique; le droit inférieur détermine l'inclinaison du méridien vertical en dedans.

7) Enfin dans le regard en haut et en dedans, le droit supérieur, le petit oblique, et le droit interne sont simultanément en jeu. Le méridien vertical est incliné en dedans dans la partie supérieure ; c'est le droit supérieur qui détermine cette inclinaison.

Dans les observations XXXII, XXXIV et XXXVI, l'examen simple de l'excursion suffit à constater l'affaiblissement (parésie) du muscle droit externe.

Obs. suiv. (fig. III). Il s'agit d'une parésie du moteur oculaire commun de l'œil gauche. Mettant en parallèle les deux champs de fixation dont le droit est normal, nous constatons que celui de l'œil gauche est rétréci ; ce rétrécissement est surtout prononcé en dedans de 8°, en haut et en dedans de 15°, en haut de 10°, en haut et en dehors de 10°, en dehors de 5°, en bas et en dehors de 10°, en bas de 5°; il n'y a d'exception qu'en bas et en dedans où il est de 5° plus étendu que sur l'œil droit (sain). Il en ressort les faits suivants: ce sont surtout les mouvements d'élévation qui sont limités ; d'autre part, nous savons par l'examen antérieur que le grand oblique comme le droit externe sont restés intacts. En second lieu, la paralysie n'est pas complète, les muscles se trouvent seulement dans un état parétique ; ils sont inégalement frappés dans leurs fonctions ; le droit supérieur est le plus atteint ; vient ensuite le petit oblique puis le droit interne ; le droit inférieur paraît être à peu près dans son état normal ; les données physiologiques que nous avons brièvement rappelées nous en fournissent l'explication : le regard en haut et en dedans, qui dans notre cas a subi la plus grande limitation, est accompli par les muscles droit supérieur, petit oblique et droit inférieur ; c'est le droit supérieur qui détermine l'inclinaison du méridien vertical en dedans dans sa partie supérieure ; d'autre part le regard en haut et en dehors est aussi limité de 10° ; le droit externe est intact, comme nous l'avons dit ; il est évident que c'est l'action du droit supérieur (releveur du globe) qui fait défaut, puisque le petit oblique a conservé ses fonctions en déterminant dans la position d'abduction l'inclinaison en dehors du méridien vertical. D'autre part, l'excursion en bas et en dedans est normale. Or, étant donné que l'oblique supérieur était intact et que le droit inférieur dans la position en bas et en dedans détermine l'inclinaison du méridien vertical, il faut nécessairement que ce dernier qui lutte avantageusement contre l'action du premier, ait conservé sont intégrité ; n'est-il pas évident que l'examen fonctionnel à l'aide des prismes et de la diplopie ne pourrait renseigner mieux sur la part que chaque muscle prend à une paralysie si compliquée.

L'observation (fig. I) est intéressante en ce qu'elle nous présente le champ de fixation pris à trois époques différentes de la paralysie dans un espace de cinq mois. Il s'agit d'une parésie du l'oculo-moteur commun. Nous observons d'abord un rétrécissement dans toutes les directions, de telle sorte qu'il est bien difficile de se prononcer sur la part que prend chaque muscle à la paralysie ; mais quatre mois après, nous trouvons déjà un changement bien prononcé. Le champ de fixation s'est rétabli dans les directions : en bas, en dehors et en bas, et même en dedans et en bas ; mais il s'est rétréci notablement dans sa partie supérieure. En haut il n'est que de 20° (25° de moins qu'à l'état normal), en haut et en dehors de 25°, en haut et en dedans de 25° ; quel est donc le muscle qui détermine ce rétrécissement ? La discussion ne peut porter que sur deux muscles : le droit supérieur et le petit oblique ; or le petit oblique paraît-être moins affecté par ce fait que, tandis que le regard en haut ne dépasse que 20°, le regard en haut et en dehors atteint 25°. Or ce dernier est sous la dépendance du petit oblique. En même temps, les droits interne et externe fournissent le maximum dans la part de latéralité qu'ils peuvent prendre aux mouvements obliques.

L'observation (fig. VIII) est très instructive à plusieurs points de vue ; il s'agit d'une paralysie du droit externe gauche ; le premier champ de fixation, pris seulement dans la direction horizontale, à suffi pour nous indiquer l'existence de la paralysie. (En passant, nous remarquons qu'avec cette limitation d'excursion, coïncident une amplitude de convergence presque normale et un strabisme convergent peu élevé.) Cinq semaines après, nous avons pris le champ complet de fixation.

L'œil droit est normal; l'œil gauche est limité dans ses excursions, en dehors de 20°, en dehors et en haut de 25°, en dehors et en bas de 30°. Cette limitation doit être mise tout entière sur le compte du droit externe. Le petit oblique et le droit supérieur participant aux mouvements en haut et en dehors, le grand oblique et le droit inférieur déterminant avec l'action simultanée du droit externe le mouvement en dehors et en bas, n'arrivent pas à dépasser 25°. Nous sommes donc en droit de conclure que le droit externe prend une certaine part à tous ces mouvements. Cette observation présente une particularité intéressante. L'œil malade offre une étendue plus considérable du regard en haut (10° de plus que l'œil sain). On dirait que l'abolition de résistance du droit externe favorise cette augmentation du mouvement en haut. Dans l'observation 24, nous n'avons à noter que la limitation du champ de fixation en dehors de 15°, qui coïncide avec une amplitude de convergence de 7^am^. L'observation 37 nous présente une paralysie du droit externe; le mouvement en dehors est presque aboli, le strabisme convergent se produit pourtant seulement à la fixation; on dirait que l'oblique supérieur substitue son action à celle du droit externe.

Dans l'observation (fig. II), l'excursion en dehors est très limitée sur l'horizontale, elle est inférieure de 40° à celle de l'œil droit normal, et seulement de 15° à 20° dans la direction en haut et en dehors, de même qu'en bas et en dehors; on peut donc admettre que les deux obliques et les deux droits peuvent, par leur effort commun (réciproque) substituer leur action à celle du droit externe. En dedans, les excursions sont normales, elles n'ont pas même subi un élargissement dans ce sens, comme il arrive souvent. Trois mois après un traitement, le champ de fixation présente une augmentation sensible surtout sur l'horizontale. En dehors il atteint 33° (19° de plus qu'au commencement). Il est augmenté de 15° dans la direction en dehors et en bas ainsiqu'en dehors et en haut. Cette augmentation de 15° doit porter à l'actif du droit externe. L'élargissement du champ de fixation de 10° en dedans est probablement due à la cessation d'un état de contracture de l'antagoniste (droit interne) qui a toujours pour conséquence une limitation dans les excursions.

Dans l'observation (fig. V et VI) nous avons pu suivre, pas à pas, le développement d'une paralysie de l'oculo-moteur commun pendant deux semaines ; le champ de fixation nous fait toucher du doigt l'envahissement progressif des muscles par la paralysie. Dans la fig. V, la ligne pleine indique le champ de fixation pris le 4/III. Le rétrécissement est à peine sensible, il n'est manifeste qu'en bas et en dehors. Il ne peut être dû qu'à un seul des abaisseurs (le droit inférieur), puisque le droit externe et le grand oblique sont intacts. Huit jours après, fig. V, ligne pointillée — l'excursion en dedans est diminuée encore de 20° — le droit interne est donc pris; le droit inférieur déjà affaibli ne peut, même avec l'action énergique du grand oblique, produire un mouvement en dedans et en bas qui dépasse 25° (limitation de 15°). En haut et en dedans, il y a une diminution de 25°, due évidemment à l'affaiblissement du petit oblique, le droit supérieur n'étant pas encore atteint ; l'intégrité de ce muscle est, en effet, prouvée par le concours qu'il prête à l'excursion en haut et en dehors, à peu près normale. Ce n'est pas tout, la limitation porte sur la direction verticale. En bas il est diminué de 15° (parésie du droit inférieur) en haut de 5° (parésie du petit oblique). En même temps le champ de fixation s'est élargi du côté externe ; on dirait qu'il est déplacé en dehors de 10°, ce qui s'explique par l'absence de résistance que rencontrent le grand oblique et le droit externe.

Dans la fig. VI, ligne pleine, le champ de fixation devient déjà caractéristique ; le droit interne est tout à fait paralysé ; l'excursion en dedans est réduite à zéro ; vient ensuite le droit inférieur ; le petit oblique conserve encore une certaine action, mais la prépondérance est au droit supérieur qui commande les mouvements en haut et en dedans et en haut et en dehors. L'action du droit externe se fait seule sentir et neutralise l'action d'abaissement du grand oblique ; en résumé nous avons le champ de fixation en dehors de 45°, en bas et en dehors de 42°. Enfin, dans la fig. VI, ligne pointillée, il est bien changé ; il n'existe que l'excursion en dehors et en dehors et en bas par l'action simultanée du droit externe et du grand oblique. Il est intéressant d'observer une augmentation d'excursion en bas ; ce qui prouve qu'un certain effort du droit supérieur — dans la fig. VI ligne pleine — est parvenu à neutraliser l'action du grand oblique.

Les observations XL et XLV, fig. X, nous présentent deux cas très intéressants ; la première concerne une parésie du grand oblique, qui se présente très rarement en pratique ; — l'autre, la paralysie du droit supérieur. Dans l'observation XL le rétrécissement du champ de fixation n'est pas très prononcé ; pourtant en dehors, il atteint 5°-6° ; tous les autres muscles étant dans un état normal (ce qui a été prouvé par l'examen fonctionnel), c'est à l'affaiblissement du grand oblique qu'il faut attribuer cette diminution dans l'excursion. Il va sans dire que dans ce cas nous ne pourrions pas faire le diagnostic en nous basant sur l'examen seul du champ de fixation ; il vient seulement confirmer l'examen fonctionnel. Mais l'observation XLV nous présente d'autant plus d'intérêt que le diagnostic que nous posions en nous basant sur l'analyse du champ de fixation, a été confirmé ensuite par l'examen fonctionnel. En effet, un coup d'œil jeté sur le champ de fixation nous fait remarquer une grande limitation dans le regard en haut (qui n'atteint que 15° au lieu de 50°), de même en haut et en dehors, et en haut et en dedans. La discussion peut s'élever entre la paralysie du droit supérieur et celle de l'oblique inférieur, puisque les excursions sont limitées dans l'élévation du regard.

L'intégrité du petit oblique paraît être prouvée par le fait que c'est lui qui détermine dans le regard en haut et en dehors l'inclinaison du méridien vertical et que l'excursion dans cette direction est plus étendue ; d'autre part, l'excursion en haut et en dedans est plus limitée à la suite de l'état paralytique du droit supérieur qui détermine cette inclinaison.

Dans l'obs. XXXIX, fig. IV, il s'agit d'une paralysie des muscles innervés par l'oculo-moteur commun, surtout des élévateurs et abaisseurs. Puisque le maximum d'excursion est prononcé sur l'horizontale et dans les autres directions, le rétrécissement est à peu près également distribué. Cette observation est très importante au point de vue du changement apporté dans le mouvement par une ténotomie du droit externe et avancement du droit interne.

L'obs. XLI a trait aussi à une parésie de l'oculo-moteur commun. La comparaison avec l'œil sain, d'autant plus logique que la réfraction et l'acuité visuelle sont égales, nous montre le champ de fixation limité en dedans de 13°, en bas de 12°, en haut de 7°. Quant aux excursions dans les directions obliques, elles sont plutôt limitées en dehors qu'en dedans. La parésie du droit interne est donc manifeste. Celle du droit inférieur ne l'est pas moins, car il détermine le rétrécissement dans le regard oblique en bas et en dehors (8°). L'oblique inférieur paraît être aussi atteint, la preuve en est la limitation du regard en haut (5°) et en haut et en dehors (7°). Enfin le rétrécissement concentrique du champ de fixation peut être bien expliqué par la lésion des trois muscles.

Il ressort donc de tout ce qui précède que le champ de fixation est appelé à rendre de grands services dans l'état des paralysies des muscles de l'œil. Il *peut suffire par lui-même* pour faire le diagnostic de paralysie, mais il acquiert une valeur toute spéciale quand on l'associe à l'étude de la diplopie, qui seule est souvent impuissante à nous renseigner d'une façon exacte sur la *part* de chacun des muscles. Tous ceux qui ont eu l'occasion d'examiner un grand nombre de malades ont pu remarquer les difficultés qu'éprouvent certains d'entre eux à se rendre compte du dédoublement de l'objet de fixation. L'emploi de verres colorés, qui facilite l'examen, peut aussi le fausser, en exagérant la diplopie. Le contraire a lieu pour les prismes qui, facilitant la tendance à la fusion, ne donnent pas la mesure exacte de la déviation (1). La marche de la paralysie est surtout prise sur le vif. En même temps, l'examen acquiert une précision qu'il n'atteindrait pas sans le champ de fixation, la multiplicité des lésions mettant souvent en défaut la sagacité de l'observateur.

Champ de fixation après les opérations faites sur les muscles.

Nous plaçons sous les yeux du lecteur un certain nombre d'observations concernant des malades opérés par notre maître, le Dr Landolt. Il s'agit aussi bien du strabisme paralytique des strabismes simples, que de l'insuffisance de convergence. Les patients ont été examinés à plusieurs reprises et, dans la plupart des cas, le champ de fixation a été pris avant l'opération et à une époque suffisamment éloignée de l'action chirurgicale pour pouvoir obtenir un résultat définitif. Nous avons éliminé tous les cas douteux en ne faisant entrer en ligne de compte que ceux qui paraissaient suffisamment concluants. Nous n'avons pas à décrire les différents procédés opératoires ainsi que les modifications et perfectionnements que le Dr Landolt (2) y a apportés. Les praticiens

(1) Græfe et Sœmisch, VI, 1871.

(2) Landolt. Article « Strabisme, » Dict. encycl. des sc. méd.

versés dans les opérations musculaires (ténotomies, avancements (1) ou leurs combinaisons) n'ignorent pas les difficultés qu'il y a à doser l'effet de l'opération. Si l'œil peut être soumis à des mensurations pour ainsi dire mathématiques, — l'expérience nous dit que ces dernières se montrent souvent en défaut et que, dans cet organe si délicat, une foule d'autres considérations entrent en jeu ; la force des antagonistes, les insertions de la capsule de Tenon (Motais), l'état de la vision binoculaire et de la réfraction, etc., peuvent modifier l'effet définitif, l'effet immédiat étant tout d'abord mécanique et non pas dynamique (Graefe). C'est ainsi que Volkmam (2), a voulu prouver que la contraction maxima d'un muscle est égale à la partie du muscle qui peut être déroulée. (Pour le muscle droit interne qui a une longueur moyenne de 40^{mm}, dont l'insertion du bord de la cornée se fait à 6^{mm}, cette partie dépliante est égale à 7^{mm}, tandis que le droit externe d'une longueur de 49^{mm}, éloigné de 7^{mm} du bord cornéen, la partie qui peut être déroulée $= 13^{mm}$.) L'inexactitude de cette assertion a été prouvée par de Graefe, qui a démontré que s'il en était ainsi, l'excursion en dedans ne dépasserait pas 33°, tandis qu'en dehors elle atteindrait 62°, fait contraire à toutes les observations connues.

Nous allons donc laisser de côté les considérations mathématiques en entrant dans l'analyse des cas particuliers ; nous nous efforcerons en les éclairant et en les comparant entre eux, de rapporter leurs traits communs et d'en tirer des conclusions solidement établies.

(1) Eperon. Ténotomie et avancement, *Arch. d'oph.*, 1883.
(2) Græfe-Sæmisch, VI, 1875.

TABLEAU D'OBSERVATIONS DES OPÉRATIONS.

OBS. I. — M. J..., 14 ans. O. G. H^{m} 1,5 V=0,7 ; O. D. H^{m} 1,5 V=0,2.

O. D. Strabisme converg. 35°. Ch. de fix. :

	En dehors.	En dedans.
O. G.	40°	45°
O. D.	35°	38°

3/II. O. D. Ténotomie du droit interne et avancement du droit externe 9/II. Strab. conv. 20° ; 15/II. Str. conv. 5°. L'insertion du droit externe s'est effectuée à 3^{mm} du bord cornéen.

Champ de fixation :

	En dehors.	En dedans.
O. G.	55°	35°
O. D.	28°	43°

le muscle droit externe droit a son tendon attaché à 4^{mm} du bord cornéen. 20/II. OEil gauche. Ténotomie du droit interne 24/II. Strab. diverg. 5°. le 14/V. Le strab. = 0.

Le champ de fixation :

	En dehors.	En dedans.
O. G.	40°	50°
O. D.	40°	45°

OBS. II. — M. D..., 8 ans. O. G. compte les doigts à $3{,}5^{m}$. O. D. H2 V=0,3 4/XI,85. H4,5. Strab. conv. 31°.

Champ de fixation :

	En dehors.	En dedans.
O. G.	42°	45°
O. D.	45°	45°

Œil droit. Ténotomie du droit interne et avancement du droit externe. 19/XII. Strab. = 0°.

OBS. III. — O. G. AsH 0,75 V=0,9 ; O. D. V=0,04. Strab. conv. 43° 1/XI 85. *Œil droit*. Ténotomie du droit interne et avancement du droit externe. 15/I 86. $\left.\begin{array}{l} p^{c} = 7^{am} \\ r^{c} = +5^{am} \end{array}\right\}$ $a^{c} = 2^{am}$; 25/VI. 86. Strab. = 0°.

Champ de fixation :

	En dehors.	En dedans.
O. G.	42°	45°
O. D.	60°	35°

Obs. IV. — O. G. m 2,25 V = 1. $p^c = 1^{am}$; O. D. m 2,75 V = 1.

Ch. de fix. :		en deh.	en ded.
	O. G.	45°	50°
	O. D.	40°	50°

14/II. Avancement du droit interne de l'œil droit.

21/III. $p^c = 13^{am}$; $r^c = -2{,}5^{am}$ *Œil G.* Ténotomie du droit interne et avancement du droit ext.

10/V. Champ de fixation :		En dehors.	En dedans.
	O. G.	50°	38°
	O. D.	40°	45°

Obs. V. — O. G. V = 1. O. D. V = 0,1. Strab. conv. 22°.

Champ de fixation :		En dehors.	En dedans.
	O. G.	50°	40°
	O. D.	52°	48°

8/V. *Œil Dr.* Ténot. du droit interne et avancement du droit externe 7/VII. Strab. conv. 5° ; 25/VIII. Strab. conv. 13° 10/XI Strb. = 0°.

Champ de fixation :		En dehors.	En dedans.
	O. G.	45°	40°
	O. D.	46°	45°

Obs. VI. — Mme G..., 35 ans. O. G. H. 0,75 V = 1 ; O. D. H 0,5 V = 0,9.

$p^c = 7^{am}$, $r^c = -0{,}5^{am}$ angle $\gamma = +7°$

Ch. de fixat. :		En dehors.	En dedans.
	O. G.	45°	50°
	O. D.	48°	35°

13/V. 85. O. D. Avancement du droit interne ;

19/VI. $p^c = 11^{am}$, $r^c = -1^{am}$ 1/VII. $p^c = 14^{am}$. $r^c = -1{,}5^{am}$.

Obs. VII. — Mlle G..., 25 ans. O. G. Hm 2,5 V = 0,6 ; O. D. Hm 0,5 V = 0,3. Strab. conv. 45° depuis l'âge de 3 ans. Champ de fixation total, fig. IX. 24/III. *Dr.* Ténotomie du droit interne et avancement du droit externe avec résection du tendon 8/V. Strabisme = 0.

Obs. VIII. — M. D..., 38 ans. O. G. As. H 2 V = 0,5 ; O. D. V = 0,4. Strab. diverg. 6° ; $p^c = 1^{am}$. Asthénopie. Champ de fixation de l'œil droit : en dehors 53°, en dedans 32°, en haut 45°, en bas 60° 17/III. 86. O. D. Ténotomie du droit externe.

19/III. Champ de fixation :		En dehors.	En dedans.
	O. G.	48°	54°
	O. D.	52°	38°

19/VI. $p^c\ 14^{am}$, $r^c = -0{,}5^{am}$ } $a^c = 14{,}5^{am}$.

Obs. IX. — M. C..., 22 ans. O. G. V = 0,1. O. D. V = 0,2. H. = 5 D.

Angle γ = 10°; Strab. conv. 30°. Ch. de fix. :

	En dehors.	En dedans.
O. G.	40°	50°
O. D.	55°	48°

O. G. Ténot. du dr. int. et av. du droit ext.
Résultat définitif : Strab. = 0.

Obs. X. — M. L....., 16 ans. G. et D. H^m5,5 V = 0,5. Strab. conv. alternant 40°; angle γ = + 13°. Après traitement d'atropine strab. conv. 25° — 30°.
23/VI. *Œil droit*. Ten. droit int. et av. droit ext.
29/VI. Strab. conv. 10°. 1/VII. Strab. conv. 10°.

Champ de fixation :

	En dehors.	En dedans.
O. G.	53°	45°
O. D.	45°	43°

Obs. XI. — 4/VII 85. O. G. H 3 V = 0,2; O. D. H 2 V = 0,3; p^c = 8,5^{am}
r^c = — 0,5^{am}
Parésie du droit externe droit. Diplopie homon. 10°.

Strab. conv. 12°. Champ de fixation.

	En dehors.	En dedans.
O.G.	34°	43°
O. D.	23°	40°

8/VII 85. OE*il droit*. Ténotomie du droit interne et avancement du droit externe.

18/VII p^c = 10^{am} r^c = — 1,25^{am} Champ de fixation.

	En dehors.	En dedans.
O. G.	40°	40°
O. D.	50°	50°

Obs. XII. — L..., 9 ans. O. G. H^m 0,75 V = 1; D. H^m 1,5 V = 1. strab. conv. alternant 26°.
21/VII 85. OE*il droit*. Ténotomie du droit interne.
7/X. Plus de strabisme.

		En dehors.	En dedans.
Champ de fixation :	O. G.	55°	40°
	O. D.	55°	45°
3/XI. Champ de fixation :	O. G.	55°	38°
	O. D.	52°	40°

Obs. XIII. — Mlle H..., 17 ans, O. G. H^m 1 V = 0,4; O. D. H^m 1 V = 0,8

28/I : $p^c = 9^{am}$; $r^c = -0,75^{am}$ forte asthénopie.

14/II. O. G. Avancement du droit interne.

14/III. L'insertion du droit interne s'est effectuée à 2^{mm} du bord cornéen.

			En dehors.	En dedans.
20/VI : $p^c = 8^{am}$; $r^c = -1^{am}$	Champ de fix. :	O. G.	45°	43°
		O. D.	45°	45°

Obs. XIV. — 85. O. G. M 2, 5 V = 1; O. D. M, 1,25 V = 1. G. Strab. conv. 13°; $p^c = 11^{am}$, $r^c = +0,5^{am}$.

		En dehors.	En dedans.
Champ de fixation :	O. G.	37°	47°
	O. D.	46°	45°

O. G. Avancement du droit externe.

			En dehors.	En dedans.
14/II 86 : $p^c = 13^{am}$; $r^c = -1^{am}$	Ch. de fix :	O. G.	47°	45°
		O. D.	47°	42°

Le muscle s'est attaché à 2^{mm} du bord cornéen.

Obs. XV. — D..., 9 ans, G. H 5 V = 0,7; O. D. H 1 V = 0,7, Strab. conv. alternant datant de l'âge de 4 ans.

		En dehors.	En dedans.
Champ de fixation :	O. G.	55°	45°
	O. D.	44°	40°

3/X. Dr. Ténotomie du droit interne et avancement du droit externe.

			En dehors.	En dedans.
4/XI. Strab. conv. 15°.	Ch. de fix. :	O. G.	55°	45°
		O. D.	55°	40°

24/XI. Ténotomie du droit interne gauche. 30/XI Strab. conv. 5° (avec lunettes).

Obs. XVI. — 28/X85. J..., 5 ans, G. et D. H 4,5 V = 0,9. Strab. conv. 20°.

31/XI. O. G. Ténotomie du droit interne 2/XI. Str. conv. 10°.

			En dehors.	En dedans.
15/XII. Strab. = 0.	Ch. de fix. :	O. G.	40°	40°
		O. D.	45°	45°

Obs. XVII. — X..., 11 ans, O. G. H 1 V = 0,4; O. D. H 3 V = 0,03. Dr. strab. conv. 45° depuis l'âge de 15 jours. Ch. de fix. :

	Dehors.	Dedans.
O. G.	40°	55°
O. D.	55°	55°

21/X. *Dr.* Ténotomie du droit interne et avancement du droit externe 30/XI. Strab. conv. 20° (dans lunettes).

Obs. XVIII. — Mlle C..., 13 ans, O. G. Hm1 V = 0,9; O. D. Hm1 V = 0,8. 18/XI. OEil dr. Ténotomie du droit int. pour un strab. conv. alternant de 20°. 2/XII. Strab. conv. 15° G. Ténot. du droit int. 2/I 86. Strab. conv. 5° (sans lunettes). 24/II :

		En dehors.	En dedans.
Ch. de fix.	O. G.	48°	50°
Strab. = 0°	O. D.	55°	55°

Obs. XIX. — 10/XII. H..., 11 ans, O. G. V = 1; O. D. Hm3 V = 0,06. *Dr*. Strab. conv. 15° datant de la naissance. Ch. de fix. :

	Dehors.	Dedans.
O. G.	45°	40°
O. D.	40°	40°

12/XII. O. D. Ténot. du dr. int. 2/I 86. Strab. conv. 15° avec et sans lunettes. 3/III. O. D. Ténot. du droit int. 3/IV. Strab. conv. 10°.

Obs. XX. — O. G. M. 1 O. V = 0,1; Dr. M 15 V = 0,1. Strab. diverg. 15°; $\gamma = +5°$.

13/V. O. Dr. Ténot. du droit externe. Immédiatemment après l'opération, strab. conv. 5°; 22/V. Strab. = 0°.

25/VI. Champ. de fix. :

	En dehors.	En dedans.
O. G.	50°	35°
O. D.	40°	40°

7/VII. Vision binoculaire exceptionnelle.

Obs. XXI. — Mlle B..., 19 ans, O. G. Hm0,75 V = 1. O. D. Hm1,5; V = 1. H = 3 D. Strab. conv. altern. 26° depuis l'âge de 3 ans. angle $\gamma = +5°$.

25/VII 85. O. G. Ténot. du droit int.; strab. conv. 20°.

8/VIII. O. D. Ténotomie du droit interne 30/IX. Champ de fixation :

	En dedans.	En dehors.
O. G.	55°	40°
O. D.	52°	45°

4/III 86. Strab. = O. $p^c = 8^{am}$; $r^c = -0,75^{am}$; $a^c = 8,75^{am}$.

Obs. XXII. — M. B..., 33 ans. G. et D V = 1. O. D. Strab. conv. de 27°.

		En dehors.	En dedans.
Pas de diplopie 21/IX. Champ de fix. :	O. G.	51°	50°
	O. D.	45°	51°

30/XI. O. D. Ténot. du dr. int. et avanc. du droit externe.
6/X. Strab. = 0. Pas de diplopie $p^c = 3^{am}$; $r^c = -0{,}5^{am}$.

		En dehors.	En dedans.
17/X. Champ de fixation :	O. G.	45°	49°
	O. D.	41°	32°

L'insertion du droit externe est à 4^{mm} du bord cornéen ; celle du droit interne est à 8^{mm} du bord cornéen. Tendance à la convergence.

Obs. XXIV. — M. L.., G. H^m, 1,25 v = 0,9 ; O. D. v = 0,9. Strab. conv. de 18° par suite de parésie du droit externe droit.

		En dehors.	En dedans.	
Champ de fixation :	O. G.	42°	42°	angle $\gamma = + 5°$.
	O. D.	35°	45°	

7/II. 85. *Œil droit.* Ténotomie du droit interne et avancement du droit externe.
12/IV. *Œil gauche.* Ténotomie du droit interne.

		En dehors.	En dedans.	
5/VI. Champ de fix. :	O. G.	38°	44°	21/VII. Strab. conv. 8°.
	O. D.	48°	46°	

Enfin 11/II. 86. Nous trouvons le champ de fixation :

	En dehors.	En dedans.	En haut.	En bas.	En haut et dehors.	En dehors en bas.
O. G.	50°	50°	50°	60°	55°	55°
O. D.	40°	55°	55°	54°	55°	50°

	En dedans en haut.	En dedans en bas.
O. G.	50°	45°
O. D.	55°	45°

Obs. XXV. — Mlle A..., 20 ans. O. G. H^m 1,75 v = 1. H^m 1,75 v = 0,3. D. Taie de la cornée depuis l'âge de 5 ans. *O. D.* Strab. conv. 30° Angle $\gamma = + 6°$.

		En dehors.	En dedans.
Champ de fixation :	O. G.	50°	45°
	O. D.	45°	45°

6/III. Œil dr. Ténotomie du droit int. et avancem. du droit externe
20/III. Strabisme = 0.

Obs. XXVI. — M. L...., 22 ans. O. G. H. 1; V = 0,3; O. D. H. 1; V = 1. 23/I : O. D. Strab. converg. 30° (depuis l'âge de 2 ans).

Champ de fixation :		En dehors.	En dedans.
	O. G.	20°	45°
	O. D.	35°	45°

O. G. Ténotomie du droit int. et avancement du droit externe.

		En dehors.	En dedans.
6/II. Strab. conv. 7°; Champ de fix. :	O. G.	45°	40°
	O. D.	35°	45°
18/II. Strab. conv. 3°; Champ de fix. :	O. G.	40°	40°
	O. D.	50°	50°

26/II. Strab. conv. 7°; O. D. Ténotomie du droit interne.
20/IV. Strab. = O.

Obs. XXVII. — M. L..., 30 ans, O. G. M. 1,5 V = 0,8; O. D. M 12 V = 0,1 D. Staphylome postérieur. Strab. diver. 45°-55°.

Champ de fix. :		En dehors.	En dehors.
	O. G.	30°	12°
	O. D.	50°	35°

6/II 86. O. G. Ténotomie du droit externe et avancement avec resection du droit interne.

15/II. Strab. div. 25°. 24/II. Le droit interne gauche s'est attaché en 2mm du bord cornéen. Champ de fix. :

		En dehors.	En dedans.
	O. G.	20°	30°
	O. D.	50°	45°

15/III. L'œil se meut isolément; parfois converg et parfois diverg.

Obs. XXVIII. — Mme M..., strabisme conv. 20°; $< \gamma + 12°$.

10/II 86. Ch. de fix. :		En dehors.	En dedans.
	O. G.	45°	45°
	O. D.	25°	45°

O. D. Ténotomie du droit int. et avancem. du droit externe. 20/II. Strab. conv. = 0.

Obs. XXIX. — M. J..., 23 ans, O. G. As H 1 V = 0,9; O. D. V = 0,01. Asthénopie O. D. Strab. conv. 37°; angle $\gamma = 5°$; louche depuis l'enfance. Ténotomie du droit interne et avancem. du droit externe. Champ de fix. de l'œil droit :

	En dehors.	En dedans.
— — avant l'opération :	25°	60°
— — après l'opération :	50°	50°

Le strabisme est corrigé et égal = 0.

Obs. XXX. — M. M..., 24 ans, O. G. M 1,5 = 1 ; O. D. M 2 = 0,8. $p_c = 5.8^{am}$ $r_c = -0,25^{am}$ 3/IV. 85. O. Dr. avancem. du droit interne :

				En dehors.	En dedans.
11/VII.	$p^c = 4^{am}$ $r^c = -0,5^{am}$	Champ de fix. :	O. G.	44°	43°
			O. D.	42°	43°
15/IX.	$p^c = 11^{am}$ $r^c = +0,5^{am}$	Champ de fix. :	O. G.	46°	40°
			O. D.	47°	45°

Obs. XXXI. — M. N..., G. et D. H 0,5 V = 1 ; $p^c = 4^{am}$ $r_c = -2^{am}$:

		En dehors.	En dedans.
Champ de fix. :	O. G.	50°	45°
	O. D.	52°	47°

17/IV. Ténot. du droit externe de l'œil droit ; 5/V. $p^c = 15^{am}$ $r^c = -2^{am}$

		En dehors.	En dedans.
Champ de fix. :	O. G.	50°	45°
	O. D.	45°	50°

Obs. XXXII. — O. G. Parésie du droit externe. Strab. conv. 8° $p^c = 8^{am}$, $r^c = +5,5^{am}$. Champ. de fix. en dehors 40°, en dedans 50°. Avancement avec résection du droit externe. 15 mois après l'opération le champ de fix. est : en dehors 45°, en dedans 40°.

Obs. XXXIII. — Mme B..., O. G. M 1,75 V = 0,9 ; O. D. E. V = 1. Parésie du oculo-moteur commun de cause traumatique. Champ de fixation. Fig. 1.

Obs. XXXIV. — M. F..., 26 ans. O. G. Parésie du droit externe. Strab. converg. et dyplopie homonyme 17° ; $< \gamma = +3,5°$; $p^c = 13^{am}$ $r^c = +6^{am}$

		En dehors.	En dedans.
Champ de fixation :	O. G.	35°	50°
	O. D.	47°	47°

Obs. XXXV. — M. L..., 32 ans. G. Aphakie ; S + 3 V = 0,2 ; O. D. Idem. O. G. Parésie du oculo-moteur commun.

		En dehors.	En dedans.
Champ de fixation :	O. G.	35°	35°
	O. D.	46°	49°

Obs. XXXVI. — M. H..., 52 ans. O. G. H 3 V = 0,6 ; O. D. H 3 V = 0,9 O. G. Parés. du dr. ext. Strab. conv. 12° $p^c = 14^{am}$ $r^c = +3,25^{am}$ } $a^c = 10,75^{am}$. Champ de fixation : fig. VIII. Névrite optique, $p^a = -3$ D.

Obs. XXXVII. — M. B..., 23 ans. G. M 2 V = 0,4; O. D. M 2,5 V = 0,7. O. G. Parésie du droit externe. Strab. conv. à la fixation, pas de vision binoculaire. Champ de fixation :

	En dehors.	En dedans.
O. G.	10°	35°
O. D.	45°	45°

Obs. XXXVIII. — M. D...,29 ans. G. et D. H^m 0,5 V = 1. O. G. Paralysie du droit externe. Strabisme conv. et diplopie homonyme 22° H. < $\gamma = +9°$. Champ de fixation fig. 16/VI. Strab. conv. 9°

Obs. XXXIX. — G. et D. H 0,75 V = 1. G. Paralysie du oculo-moteur commun. Champ de fixation avant et après l'opération. Fig. IV. Ténot. du droit ext. et avanc. du droit int.

Obs. XL. — Mme B..., 51 ans. G. et D. M 3,5 V = 0,5. Parésie du grand oblique. Champ de fixation. Fig. X (ligne pointillée).

Obs. XLI. — M. R..., 37 ans. G et D H^m 1,25 V = 1. Strab. div. 45° O. G. Paralysie du oculo-moteur commun. Champ de fixation :

	En dehors.	En dedans.	En haut.	En bas.	En dehors et en haut.	En dehors et en bas.
O. G.	42°	35°	37°	43°	43°	47°
O. D.	48°	48°	42°	55°	50°	55°

	En dedans et en haut.	En dedans et en bas.
O. G.	40°	40°
O. D.	45°	45°

Obs. XLII. — O. G. Parésie du droit externe. Strab. conv. 8°. $p^c = 8^{am}$ $r^c = +5,5^{am}$.

	En dehors.	En dedans.
Champ de fixation :	40°	50°

Obs. XLIII. M. L..., 45 ans. G. H^m 0,75 v = 1 ; D. v = 1. O. D. Paralysie du du oculo-moteur commun. Strab. diverg. 10°. Ptosis. Champ de fixation : fig. II.

Obs. XLIV. — Mme L..., G. et D. Hm 1,25 v = 0,9. O. G. Strab. conv. 18°. Paralysie du droit externe.

		En dehors.	En dedans.
Champ de fixation :	O. G.	42°	42°
	O. D.	45°	35°

Obs. XLV. — Mme X..., O. G. H 0, 5 v = 0,7; O. D. H 0,25 v = 1. Accommodation normale. Mydriase de l'œil gauche. Paralysie du droit supérieur. Champ de fixation : Fig. X (ligne pleine).

Prenons l'obs. suiv. Il s'agit d'un strabisme convergent de 30°. Le malade a subi une ténotomie du droit interne ; l'effet immédiat de l'opération était une correction de 10° ; mais huit jours après, il avait une correction complète ; le champ de fixation a été pris quinze mois après : du côté opéré, il est diminué seulement de 3° (en dedans), tandis qu'en dehors il a gagné 15°. La ténotomie n'a donc pas limité l'excursion ; elle a produit au contraire une augmentation de 8°, il est probable que le rétablissement de la vision binoculaire joue toujours un rôle important dans ces cas.

Dans l'obs. III, il a été procédé à une ténotomie du droit interne et avancement du droit externe pour un strabisme convergent de 43° ; le résultat définitif a été : une correction complète du strabisme, le champ de fixation a diminué de 10° en dedans et a gagné 18° en dehors ; l'effet total est donc de + 8°.

Obs. XXX. Le droit interne gauche est avancé à la suite d'une faiblesse de convergence, ($p^c = 6^{cm}$) ; l'effet définitif sur le champ de fixation a été négatif ; l'excursion en dedans a diminué de 2°. L'insertion du muscle avancé a cependant eu lieu à 2^{mm} du bord cornéen ; l'explication doit être cherchée dans la faiblesse du droit interne et dans la résistance du droit externe (l'antagoniste). Nous avons la preuve de cette dernière dans le fait que l'avancement n'a pas diminué le champ de fixation en dehors et que le $r^c = -1{,}25^{cm}$.

Dans l'obs. XIV, il y a un strabisme convergent de 23°. Il est certain que le champ de fixation du côté gauche est affaibli de 10° ; l'avancement du droit externe, grâce auquel le muscle s'est attaché à 2mm. du bord cornéen, a produit une augmentation de 10°, c'est-à-dire une correction complète du champ de fixation. Du côté interne, il n'a pas changé. Il est vrai que le malade se trouvait dans des conditions favorables par son acuité visuelle normale et par une bonne vision binoculaire. Ces 10° gagnés dans le champ de fixation ont suffi pour augmenter le punctum remotum de la convergence de deux angles métriques.

Dans l'obs. XXIV, pour un strabisme convergent paralytique de 18°, on a procédé à une ténotomie du droit interne avec avancement du droit externe. Au point de vue du champ de fixation, le résultat définitif a été le suivant ; l'excursion en dehors s'est augmentée de 10°, sans aucune diminution en dedans.

D'autre part, l'œil gauche a subi un avancement du droit externe avec résection du tendon et ensuite une ténotomie du droit interne ; l'effet définitif est : perte de 4° en dehors, augmentation de 2° en dedans.

Obs. V. — Pour un strabisme convergent de 22° de l'œil droit, le malade a été opéré d'une ténotomie du droit interne et d'un avancement du droit externe du côté droit ; le résultat définitif est :

		En dehors.	En dedans.
Champ de fixation.	O. G.	45°	46°
	O. D.	40°	45°

Le droit interne étant plus fort que l'externe du côté droit, le reculement du droit interne n'a diminué l'excursion que de 2° (en dedans) tandis que l'avancement a fait perdre 7°.

Obs. XX. — Une ténotomie du droit externe droit pratiquée

pour un strabisme divergent de 15°, nous donne, huit jours après l'opération, le champ de fixation suivant :

En dehors...... 22°.
En dedans...... 38°.

Dans une espace d'un mois il devient :

En dehors...... 40°.
En dedans...... 40°.

Il est vrai que dans ce cas, il n'avait pas lieu à vision binoculaire et qu'il ne se produisait pas de traction exigée par un effort de convergence.

Obs. suivante. — On a pratiqué l'avancement du droit interne de l'œil droit ; l'effet définitif de l'opération est une augmentation de 7° du champ de fixation. Il est intéressant d'observer les oscillations que présente l'excursion de l'œil sous l'influence de la convergence.

Obs. XI. — On a procédé à une ténotomie du droit interne et avancement du droit externe pour un strabisme convergent de 12° ; le champ de fixation a gagné 37°, résultat extraordinaire.

Obs. XII. — La ténotomie du droit interne, faite pour un strabisme convergent alternant de 20°, amène la modification suivante du champ de fixation ; il est limité en dedans de 5°, augmenté en dehors de 3°. Le strabisme est corrigé.

Dans l'observation XVIII, ténotomie du droit interne droit pour un strabisme convergent de 22°. Champ de fixation avant l'opération :

		Après opération :
En dehors......	55°	55°
En dedans......	48°	42°

Le strabisme n'étant pas encore corrigé, on a procédé à la ténotomie du droit interne gauche ; dans les deux cas, il y a rétrécissement de 6°—8°, du côté des muscles opérés.

Obs. XXII. — Un strabisme convergent de 27° nécessite l'avancement du droit externe et la ténotomie du droit interne. Le résultat définitif donne une limitation de 19° en dedans et de 4° en dehors. Il s'est produit probablement (comme nous avons affaire à un strabisme qui date de l'enfance) dans les cas invétérés de strabisme, un changement pathologique dans l'organisation du tissu musculaire de l'antagoniste. A la suite de tractions continues, même après une ténotomie étendue, le muscle avancé ne se trouve pas dans de meilleures conditions de traction.

Obs. XVII. — La ténotomie du droit interne pratiquée sur l'œil gauche, rétrécit le champ de fixation en dehors et en dedans de 5°. Le strabisme est corrigé.

L'obs. XVIII, nous démontre que la force prépondérante des droits internes a été à peine affaiblie par une double ténotomie de ces deux muscles ; le champ de fixation n'a pas subi un rétrécissement notable ; il est resté encore plus étendu en dedans qu'en dehors.

Obs. XXVI. — La ténotomie du droit interne et l'avancement du droit externe pratiqués pour un strabisme convergent de 30° de l'œil gauche, ont apporté le changement suivant au champ de fixation :

	Avant l'op.		Après l'op.	
	O. G.	O. D.	O. G.	O. D.
En dehors......	20°	45°	45°	35°
En dedans......	45°	40°	40	40°

Cette observation nous démontre que l'affaiblissement du droit externe n'était pas absolu mais *relatif*, par rapport à la résistance que lui opposait le droit interne. Une ténotomie du droit interne de l'autre œil fit disparaître le strabisme convergent (7°).

L'obs. XXVII, fig. VII, nous permet de saisir les changements apportés dans le champ de fixation entier par une ténotomie du

droit externe et un avancement du droit interne avec résection.

Le résultat définitif était (fig. VII, ligne pointillée) : le champ de fixation n'a gagné que 5° sur l'horizontale, mais le changement de l'insertion du droit interne qui se fait à 2^{mm} du bord corneux, a modifié le champ de fixation dans les autres directions, notamment en haut de 15° (augmentation), en haut et en dedans, et en haut et en dehors de 10°. Cette observation paraît être d'autant plus concluante, que dans ce cas il n'existait pas de vision binoculaire et, l'œil n'ayant pas subi les conséquences des mouvements associés, un certain équilibre pouvait s'établir entre les six muscles de l'œil.

Obs. VII, dans ce cas, de même une ténotomie du droit interne et avancement du droit externe a augmenté l'excursion de 45° en dehors, diminuant seulement de 10° en dedans. Le strabisme convergent est corrigé.

Nous avons deux cas tout à fait opposés l'un à l'autre. Un strabisme convergent de 30° dans le premier, et un strabisme divergent de 45° dans le second. Sur le premier, on a pratiqué la ténotomie du droit interne combinée avec l'avancement du droit externe ; dans le second cas, c'est l'inverse : ténotomie du droit externe et avancement du droit interne. La correction du strabisme a été complète. C'est le champ de fixation qui nous a fourni les indications pour les opérations nécessaires. En même temps, nous remarquons que l'avancement du droit interne donne une plus forte correction que celui du droit externe, par ce fait que, dans le premier cas, l'excursion en dedans était de 10° plus élevé.

Dans l'obs. VIII, nous avons un exemple d'effet immédiat d'une légère ténotomie du droit externe pratiquée à cause d'insuffisance de convergence ; ici aussi, quoique l'excursion en dedans, fut avant l'opération plus grande :

	En dehors.	En dedans.
Gauche..........	53°	54°
Droite...........	46°	52°

la convergence a été affaiblie ; l'excursion étendue en dehors est la démonstration de la prépondérance des droits externes dans la vision binoculaire ; quelques jours après l'opération, le champ de fixation diminue de 15° en dehors, en dedans il est resté sans changement ; mais l'affaiblissement par la ténotomie du droit externe, en diminuant la résistance qu'il opposait à son antagoniste, a rendu la convergence normale ; en effet, trois mois après, nous en trouvons le $p^c = 14^{am}$; — $r^c = - 0,5^{am}$.

Dans l'obs. XXXI, le champ de fixation nous indiquait bien la prépondérance des droits externes ; le malade a été opéré d'une ténotomie du droit externe pour une faible convergence ($p^c = 6^{am}$). Quatre semaines après l'opération, nous trouvons une diminution du champ de fixation en dehors de 7°, et augmentation en dedans de 3°, ce qui a suffi à rendre la convergence normale ($a^c = 17^{am}$). Dans cas aussi, la vision binoculaire en était pour quelque chose. L'ob. I nous démontre l'importance des mensurations du champ de fixation ; nous observons tout d'abord la correction du strabisme convergent (de 35°) par une ténotomie du droit interne et avancement du droit externe ; le champ de fixation est encore limité (12 jours après l'opération) parce que l'insertion du muscle avancé ne s'était pas encore effectuée ; mais comme effet définitif de l'opération, nous obtenons une augmentation de l'amplitude latérale du champ de fixation (12°). La ténotomie du droit interne de l'autre œil a augmenté l'excursion en dehors. Dans l'obs. IV, une ténotomie du droit interne combinée avec l'avancement du droit externe a fait diminuer le champ de fixation ; en effet le muscle avancé avait une force agissante inférieure à celle du muscle ténotomisé. Dans l'observation XIII, l'avancement du droit interne pratiqué pour augmenter l'amplitude de convergence n'est pas suivi d'une augmentation du champ de fixation (comme c'est d'habitude). Ceci s'explique par la plus grande résistance du côté des droits externes ; d'ailleurs leurs excursions avant l'opération dépassent sensiblement celles de droits internes. Dans l'ob. XV, il y a augmentation de 11° dans l'étendue du champs de fixation produite par une ténotomie du droit interne et avancement du droit externe. Dans les obs. II, IX, XIX, XXV, on a pratiqué des ténotomies des droits internes combinées avec l'avancement des droits externes pour corriger les strabismes convergents de haut degré ; dans tous ces cas le but, des opérations est atteint ; or, les muscles en question ont eu avant l'opération une excursion tout à fait normale. Il est donc évident que l'étendue du champ de fixation nous renseigne sur le choix dans l'opération, dans les cas de strabisme, aussi bien que dans ceux d'insuffisance de convergence, sur leurs pronostic et sur l'étendue à donner. D'autre part, on observe souvent un changement notable du champ de fixation sans qu'ait lieu la correction du strabisme et vice-versa.

CONCLUSIONS.

Si nous cherchons à déduire les conclusions générales des faits nombreux sur lesquels nous avons attiré l'attention et à faire ressortir les principes qui président aux excursions des yeux, nous verrons :

A.

I. — Que le champ de fixation monoculaire permet de déterminer le rapport qui existe entre la force et l'action de chaque muscle en particulier d'une part, et l'action simultanée de tous les autres muscles du même œil, d'autre part.

II. — Le champ de fixation varie avec l'état de la réfraction. Moins étendu chez le myope que chez l'emmétrope, il l'est d'avantage chez l'hypermétrope.

III. — Le rapport entre l'amplitude de convergence et le champ de fixation n'est pas soumis à des règles fixes.

IV. — Quoique la somme des excursions des deux yeux en dehors dépasse notablement celles des excursions en dedans chez les emmétropes et chez les amétropes, la force agissante et simultanée des droits internes l'emporte notablement sur celle des droits externes, surtout chez les myopes.

V. — Dans le strabisme convergent, le champ de fixation est tantôt normal, tantôt diminué (dans le strabisme unilatéral) ; l'excursion en dedans dépasse toujours l'excursion en dehors ; dans le strabisme divergent, c'est le contraire.

VI. Le rétrécissement du champ de fixation des deux yeux dans le strabisme plaide en faveur d'une faiblesse congénitale des muscles.

B.

VII. — Dans les paralysies, le champ de fixation acquiert une importance toute spéciale ; en nous renseignant sur la part que chaque muscle prend aux mouvements de l'œil, il nous permet de déterminer avec précision la marche de la paralysie, de découvrir les muscles atteints dans les lésions multiples, et de préciser le degré dans lequel ils sont plus ou moins inégalement affectés.

C.

VIII. — Nos conclusions relatives aux changements apportés par les opérations pratiquées sur les muscles, au champ de fixation monoculaire, sont les suivantes :

1° La *ténotomie seule* diminue l'amplitude latérale du champ de fixation de 2° à 10°, en majeure partie du côté opéré ; souvent cette amplitude reste sans changement et dans des cas exceptionnels, elle est augmentée.

2° La *ténotomie du droit externe* donne, en général, une limitation plus grande que celle du droit interne.

3° L'*avancement* seul d'un muscle augmente de 5° à 7° le champ de fixation, surtout du côté du muscle opéré ; l'avancement du droit interne donne dans la règle une plus grande excursion que celui du droit externe.

4° *L'avancement d'un muscle combiné avec la ténotomie de son antagoniste* augmente sensiblement le champ d'excursion sur l'horizontale.

5° *L'avancement du droit interne combiné avec la ténotomie du droit externe* donne une plus grande augmentation d'excursion, et par conséquent une meilleure correction du strabisme que la *ténotomie du droit interne pratiquée avec l'avancement du droit externe.*

6° Il n'existe pas de rapport étroit entre la correction du strabisme et le changement subi par le champ de fixation.

7° L'avancement d'un muscle paralytique donne un plus grand effet définitif sur le champ de fixation que l'avancement d'un muscle non paralysé.

8° La réfraction, l'acuité visuelle et le rétablissement de la vision binoculaire ont une influence notable sur l'étendue définitive du champ de fixation après l'opération.

9° L'étendue du champ de fixation nous renseigne sur le choix de l'opération dans les cas de strabisme, sur les résultats qu'on est en droit d'en attendre et sur l'étendue à donner à la ténotomie et à l'avancement ; plus le muscle, avant l'opération, a d'amplitude d'excursion et plus l'effet obtenu sera prononcé.

Paris. — Typ. A. PARENT, A. DAVY, succ., imp. de la Faculté de médecine,
52, rue Madame et rue Corneille, 3

59

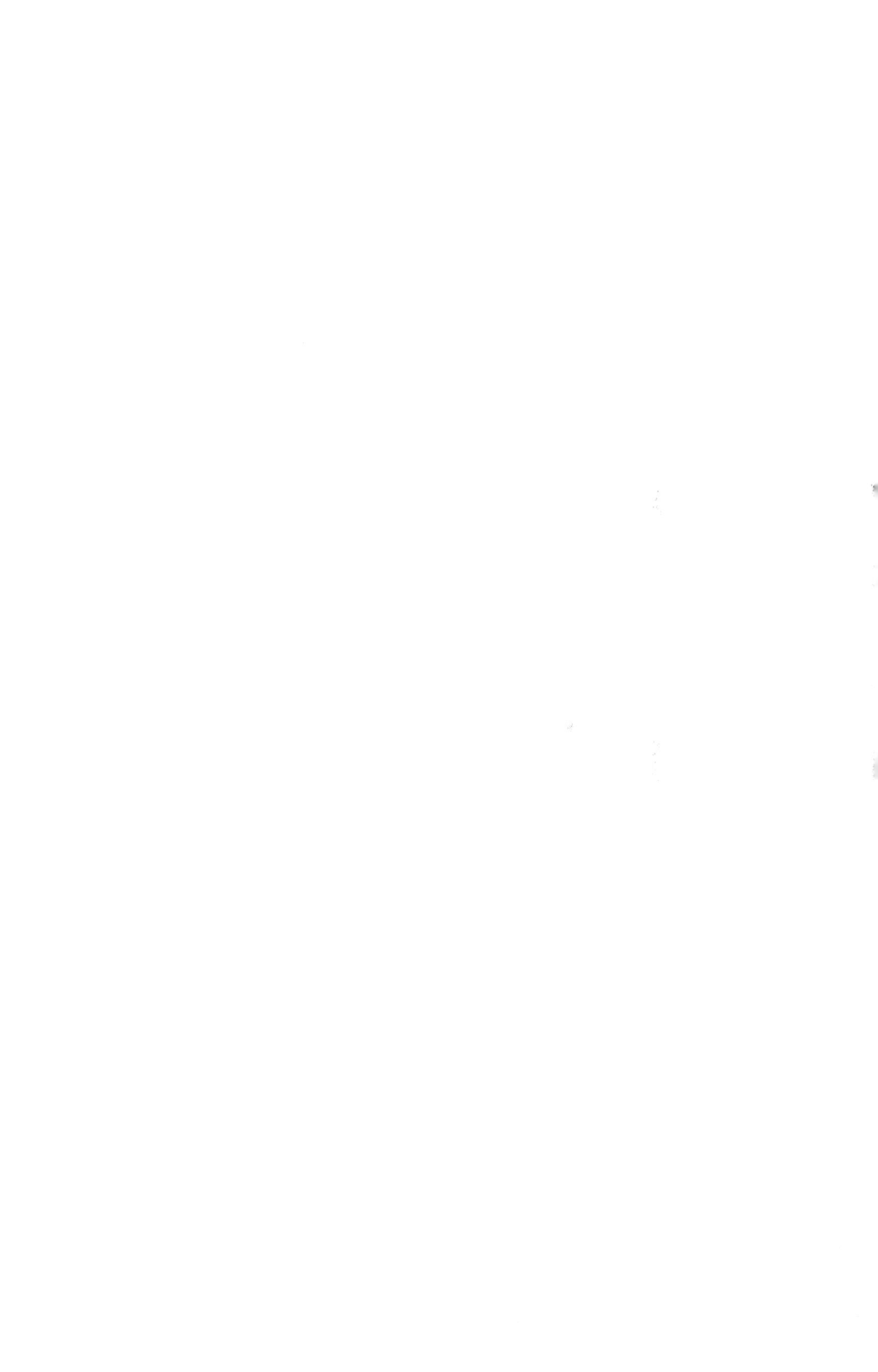

www.ingramcontent.com/pod-product-compliance
Ingram Content Group UK Ltd.
Pitfield, Milton Keynes, MK11 3LW, UK
UKHW012103240726
13965UKWH00004B/1499